TECAR THERAPY

실전 테카테라피

| 근육부위별 이완과 스트레칭을 중심으로 한 테카테라피 임상매뉴얼 |

제1권 상지 Upper Extremity

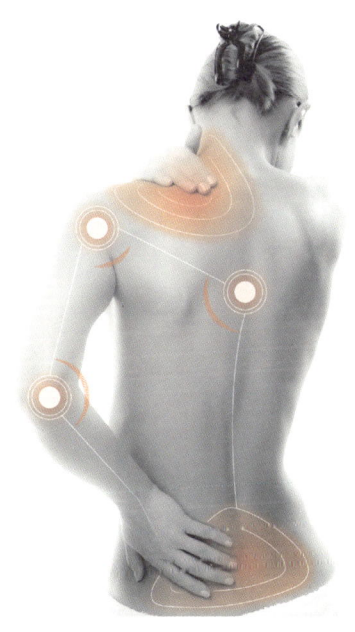

다빈치엑스티 | 다빈치아카데미

차례

감수의 글 ... 4

서문 | "오래된 유물의 발견" ... 6

|제1권 상지|

제1장 테카테라피 TECAR Therapy란 무엇인가? ... 8

1. 테카테라피 TECAR Therapy의 어원 ... 10
2. 테카에너지 TECAR Energy ... 11
3. CET와 RET ... 12
4. 테카테라피의 현재와 미래 ... 16

제2장 테카테라피의 치료 기전 ... 20

1. 테카에너지의 원리 및 효과 ... 22
2. 조직의 깊이와 주파수 ... 25
3. 열효과 Diathermy와 비열효과 Athermy ... 27
4. 기타 열전기 치료와의 비교 ... 29

제3장 테카테라피의 기본 ... 34

1. 리턴플레이트의 위치와 환자의 자세 ... 36
2. 일렉트로드의 선택 ... 37
3. 주파수의 선택 ... 39
4. 인텐서티 조절 ... 39
5. 일렉트로드 적용법 및 주의사항 ... 40

제4장 테카테라피의 적용　　44

1. 기본 프로토콜　　46
2. 테카테라피의 진화　　48
3. 적응증 및 금기사항　　52
4. FAQ, 자주 묻는 질문　　54

제5장 실전 테카테라피: 상지 주요 근육　　58

1. 대흉근, 큰가슴근 Pectoralis major　　60
2. 소흉근, 작은가슴근 Pectoralis minor　　62
3. 전거근, 앞톱니근 Serratus anterior　　64
4. 삼각근, 어깨세모근 Deltoid　　66
5. 극상근, 가시위근 Supraspinatus　　68
6. 극하근, 가시아래근 Infraspinatus　　70
7. 견갑하근, 어깨밑근 Subscapularis　　72
8. 소원근, 작은원근 Teres minor　　74
9. 대원근, 큰원근 Teres major　　76
10. 광배근, 넓은 등근 Latissimus dorsi　　78
11. 능형근, 마름근 Rhomboid　　80

제6장 실전 테카테라피: 상지 주요 질환별 적용　　84

1. 오십견 Frozen Shoulder　　86
2. 어깨충돌증후군 Impingement Syndrome　　90
3. 회전근개 파열 Rotator Cuff Tear　　95
4. 상과염 Epicondylitis (골퍼스 엘보 & 테니스 엘보)　　98

감수의 글

4년전 즈음 고주파전류를 이용하는 '테카테라피' 컨셉을 처음 소개받았을 때, 신경외과 전문의로서 '고주파 수핵 성형술'과 유사한 비침습적 시술법에 대한 내용인가? 하는 정도의 가벼운 호기심만 가졌던 것이 사실입니다. 병원에 '테카테라피'를 도입한 후, 만족할 만한 사례들을 보면서 긍정적인 입장을 가지고는 있었지만, 단순히 고주파치료라고 생각되기 쉬운 비교적 흔한 주제를 가지고 책을 쓸 만큼 차별성이 있나 하는 의구심이 들었습니다. 하지만, 책을 읽으면서 그런 의구심은 사라졌고, 막연하게 알고 있던 '테카테라피'에 대해 정확히 이해할 수 있게 되었습니다.

이 책 서문의 표현을 인용하자면, 유물이라고도 할 수 있는 30여년 전 컨셉인 '테카테라피'에 대한 설명은 처음 예상과 달리 참신하고 흥미로웠습니다. 병원을 운영하고 있는 경영자로서 또한 한사람의 의료인으로서 바쁜 치료 스케줄과 반복되는 업무들에 치이다 보니 어느 순간 기존에 행하고 있는 치료법 하나 하나에 대한 관심이나 연구보다는, 전체 시스템이나 프로세스에 치중하고 있는 스스로를 발견하게 될 때가 있습니다. 나무 한 그루 한 그루에 집중하는 것도, 전체적인 숲을 보는 것도 모두 가치를 가지겠지만, 이 책은 미세하고 정밀한 부분까지, 나무 한 그루 한 그루에 집중하는 자세로 기존의 치료법에 대해 다시금 생각해 보는 시간을 가지게 해주었습니다.

지금 이 순간에도 당연시 행해지고 있는 치료법에 대해 이 책은 다른 관점을 제시합니다. 고주파치료라는 것이 단순히 뜨거운 열치료라고 받아들여지고, 또한 그렇게 사용되고 있는 현실에 의문을 던집니다. '테카테라피'는 단순한 심부열 치료가 아닌, 고주파 전류라는 물리인자와 그로 인해 인체 내부에서 발생하는 생체 변화현상에 대한 이해를 바탕으로, 그 치료적 활용 가능성을 극대화 시킬 수 있는 시도이기에 기존의 치료 방식과는 차별점이 있음을 강조합니다. 나아가 이는 단순히 어느 한가지 치료법만의 이야기는 아닐 것이라고 생각합니다. 치료실에서 일률적으로 행해지는 물리치료법들 하나하나가, 각각 가진 작용기전들을 제대로 반영하며 이루어지는 모습을 상상해 보기도 했습니다. 하지만 환자 치료만으로도 눈코 뜰 새 없이 바쁜 치료실 식구들과 의료계의 현실에, 이내 착잡한 마음이 앞섭니다.

너무나 효과적인데 무척 고통스러운 치료법이 있습니다. 반면 환자가 감내해야 할 고통이 적고 편안하지만 효과적인 치료법도 분명 존재합니다. 비침습적인 치료법에 대한 관심과 시장이 성장해 온 것도 치료 중 환자가 감내해야 할 고통을 최소화하려는 시도들이 반영된 결과일 것입니다. 바로 이러한 측면에서 '테카테라피'의 가치를 찾을 수 있지 않을까 생각합니다.

실제 '테카테라피'를 경험한 환자들의 치료 만족도는 상당히 높았습니다. 우선, 치료 과정에 통증이 없다는 것이 환자들의 가장 큰 만족이었습니다. 찌르는 것도 없고, 과하게 뜨겁거나 차갑지도 않습니다. 편안하고 부담 없이 받을 수 있는 치료이기에 환자들의 접근도와 선호도가 매우 높았습니다. 이런 부드럽고 편안한 치료임에도 불구하고 치료 효과는 주목할 만합니다. 개인적으로 제가 지난 4년간 20,000례 이상의 '테카테라피'를 시행하면서 화상이나 염증 같은 큰 부작용은 한차례도 없었다는 것이 가장 큰 장점이 아닐까 생각하며, 치료를 받은 환자들의 80% 이상이 호전을 보여 그 효과 역시 만족스러웠습니다.

안전하고 효과적인 통증 치료 '테카테라피'에 대한 책이 출간되어 의료인의 한 사람으로서 감개가 무량합니다. 이 책을 통해 '테카테라피'가 제대로 사용되고 널리 보급되어, 근골격계 질환으로 고생하고 계신 많은 환자들에게 좋은 역할을 할 수 있기를 기대합니다.

은평 리느힐병원 병원장
황상원

서문

"오래된 유물의 발견"

테카테라피 TECAR Therapy라는 생소한 단어는 사실 아주 오래 전에 유럽에서 만들어져 사용되었던 물리치료, 재활치료 컨셉을 의미하는 용어입니다. 한국에서는 2~3여년 전부터 몇몇 물리치료사들을 중심으로 테카테라피 TECAR Therapy에 대한 소개가 이루어졌으나, 정확한 의미와 임상 적용에 대한 정리는 아직 이루어지지 않은 상황입니다.

한편에서는 그 효과의 과학적 진위 여부를 두고 의혹을 가지는 경우가 있지만, 1990년대 이탈리아에서 처음으로 테카테라피라는 용어가 사용되기 시작한 이후, 많은 연구와 임상 적용이 이루어졌고, 그것을 바탕으로 한 논문, 보고서 들이 발표되었다는 사실은 이러한 의혹들에 대한 충분한 답변이 되어줄 것입니다.

세상에 태어난 지 어언 30여년이 다 되어가는 컨셉임에도 불구하고, 굳이 새로운 치료법으로서 테카테라피를 소개하게 된 이유는 단순합니다. 근골격계 질환의 치료나 재활에 있어 그 치료적 효과나 적용 가능성이 무궁무진하기 때문입니다. 그럼에도 불구하고 태생적인 이유 (뒤에 설명하겠지만 테카테라피가 고주파전류를 사용한다는 근원적인 이유) 때문에 그 가치가 낮게 평가 되거나, 한국에서는 영원히 테카테라피가 소개되지 않을지 모른다는 절박함이 이 책을 시작하게 하는 힘이 되었습니다.

테카테라피는 너무나도 흔하게 알려져 있는 '고주파전류'를 이용하는 치료 컨셉입니다. 하지만 테카테라피를 소개하면서 '고주파전류' 혹은 '고주파치료'라는 단어를 거론하는 것은 상당히 망설여지는 일입니다. 기존의 '고주파치료'라는 단어로 테카테라피를 설명하기에는 오해의 소지가 너무나 크고, 테카

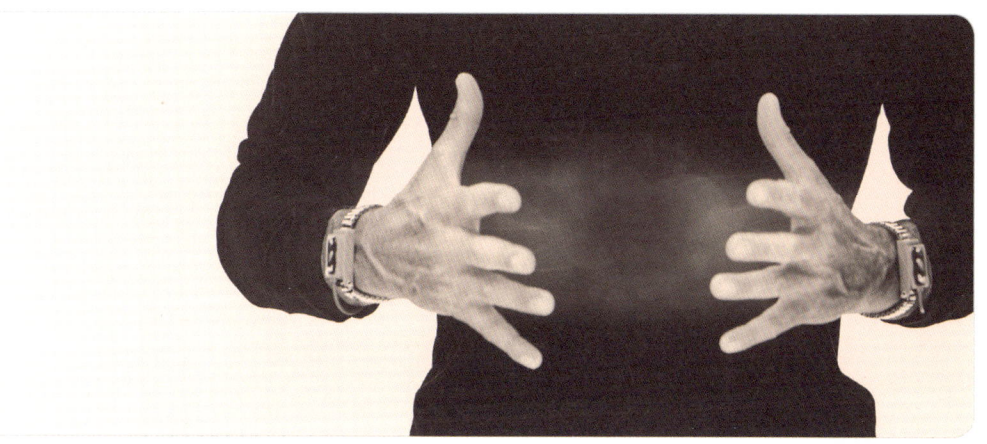

테라피의 잠재력을 다 표현해내지 못하는 아쉬움이 크기 때문입니다. 또한, 치료사들의 머릿속에 기존 '고주파치료'에 대한 '스키마' Schema가 워낙 강하게 자리 잡고 있기 때문에, 아무리 구구절절 설명을 해도 기존의 스키마를 바꾸는 것은 어려울지 모른다는 우려가 드는 것도 사실입니다. 그런 의미에서 이 책은 기존의 '고주파치료'라는 치료법과 테카테라피의 차이점을 설명하고, 가치있는 치료 컨셉으로서의 가능성을 소개한다는 것에 많은 비중을 두었습니다. 테카테라피가 무엇인지 알게 되고, 관심을 가지는 치료사들이 많아진다면 그것으로 이 책의 일차적 목적은 달성한 것이나 다름없습니다.

조금 더 욕심을 부린다면, 테카테라피를 통해 임상 현장에서 피땀으로 환자치료에 매진하고 있는 치료사들의 노고를 조금이라도 덜어 주었으면 하는 바램입니다. 기존의 다양한 치료법들로 해결하기 힘든 질환이나 증상에 테카테라피가 유용하게 사용될 수 있다는 걸 알리고 싶습니다. 기존 치료법의 부족한 점은 보완해주고, 그 시너지 효과는 극대화 시킬 수 있는 '매칭컨셉'으로서 테카테라피가 보급되었으면 좋겠습니다. 테카테라피는 그 자체만으로도 좋은 효과를 보여줄 수 있지만, 무엇보다 기존 치료법과의 매칭에 제한이 없다는 데에 (통합 Integration) 더 큰 가치가 있습니다. 어떠한 치료도구, 운동치료, 도수치료 테크닉과도 자유자재로 결합해서 활용할 수 있습니다. 치료사의 관심과 아이디어만 있으면 저마다의 다양한 테카테라피를 개발하고 치료에 활용할 수 있는 가능성이 열려 있는 것입니다.

오랜 고민과 작업 끝에 발굴해 낸 유물을 이제 조심스럽게 세상에 내 놓습니다. 이 유물이 보물이 되느냐 아니면, 난순히 오래된 고물이 되느냐는 이제 독자들의 판단에 달려있습니다.

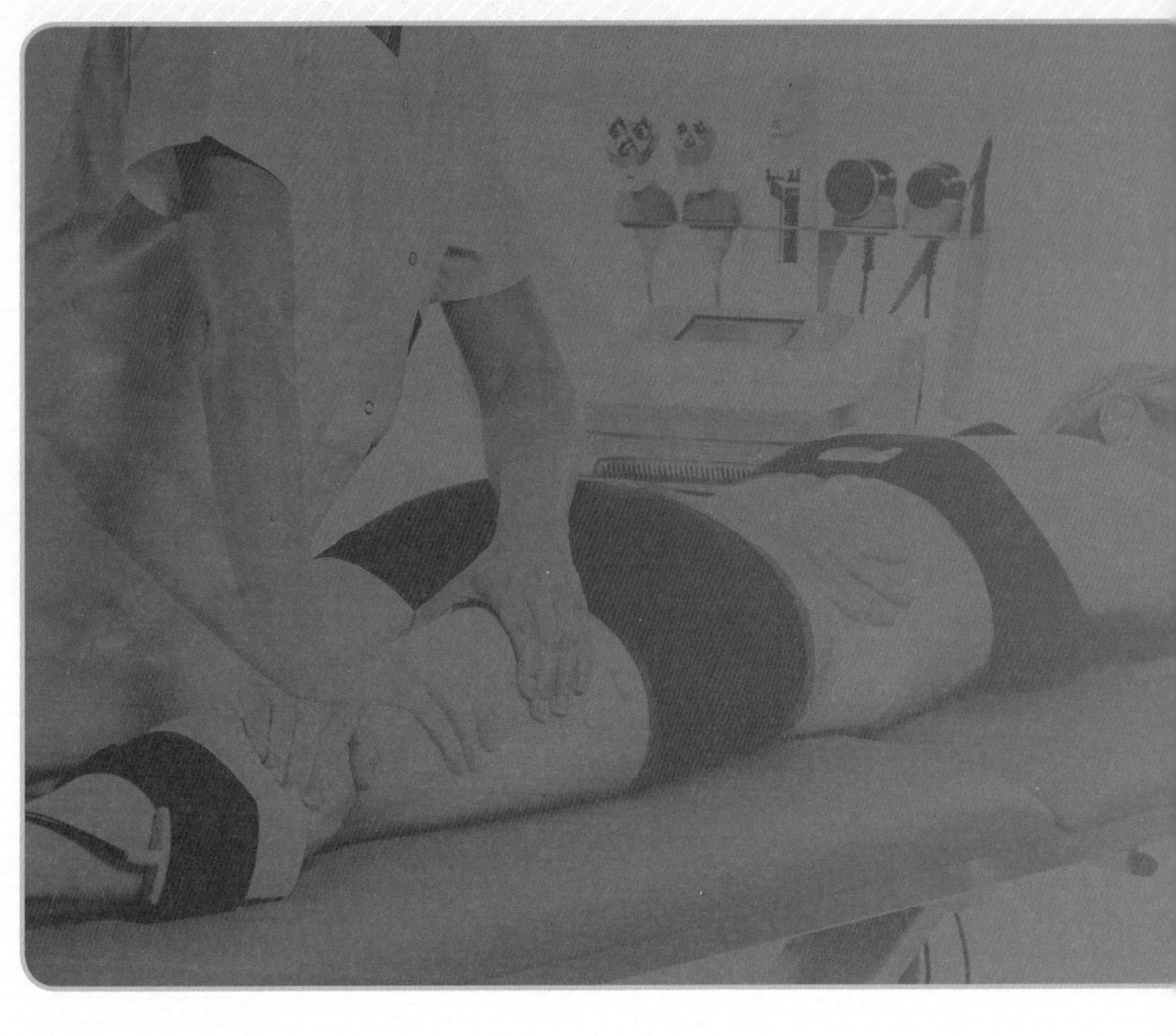

제1장

테카테라피 TECAR Therapy란 무엇인가?

테카테라피 TECAR Therapy가 무엇인지 설명하면서 첫 장을 시작하려 합니다. 테카테라피 TECAR Therapy에 대한 이해는 대기 TECAR라는 단어를 구성하는 알파벳 한 글자 한 글자의 의미를 알아가는 것과 다름 없습니다. 테카 TECAR라는 단어를 구성하는 알파벳 중에서도, 특히 C와 R에 대한 설명은 테카테라피라면 반드시 갖추어야 할 필수조건에 해당하므로 바르게 이해해야 합니다.

1 테카테라피 TECAR Therapy의 어원

테카테라피 TECAR Therapy는 무엇일까요? 설명할 필요없이 '테라피'는 말 그대로 '치료'라는 의미이므로 '테카', 'TECAR'가 무엇인지만 알아내면 의문은 쉽게 풀릴 것 입니다. 테카 TECAR는 영문 알파벳 약자입니다. T는 Transfer의 T 이고, '이동하다', '전달하다'라는 의미입니다. E는 소개하는 문헌마다 약간씩의 차이가 있기는 하지만, Energy 혹은 Electrical의 약자입니다. Energy는 '에너지', '힘', '기운'이고, Electrical은 '전기'를 의미하니 E가 '전기에너지'를 의미한다고 보면 큰 무리가 없을 것입니다. 그 다음으로 CAR이 남았습니다. C는 Capacitive의 약자이고 '용량성 통전 방식'을 의미하며 A는 And, R은 Resistive의 약자로 '저항성 통전 방식'을 의미합니다. 정리하면 'Transfer Energy (Electrical) using Capacitive and Resistive' 즉, '용량성 통전 방식'과 '저항성 통전방식'을 이용해 전기에너지를 전달하는 것이 테카 TECAR, 그것을 이용한 치료 컨셉을 테카테라피 TECAR Therapy라고 한다는 것을 짐작할 수 있습니다.

TECAR = Transfer + Energy (Electrical) + Capacitive And Resistive

테카 TECAR의 어원을 알아보았지만 그것만으로 그 의미를 정확히 알게 되었다고 할 수는 없습니다. Energy 혹은 Electrical이라고 하는 '전기에너지'의 실체가 무엇인지, '용량성 통전방식'과 '저항성 통전방식'이 무엇인지 정확히 알아야 테카테라피를 제대로 이해할 수 있습니다.

TECAR의 E에 해당하는 Energy(Electical)는 전하의 흐름을 뜻하는 전류를 말합니다. 더 구체적으로는 무선라디오에 사용되는 대역의 주파수를 가진 전류를 의미하고, 다른 용어로 RF, Radio Frequency 라고도 합니다. 우리가 잘 알고 있는 용어로 설명하면 '고주파전류'입니다. 간단하게 말하면 테카테라피는 고주파전류를 이용한 치료입니다. 고주파전류라는 단어 때문에 테카테라피를 고주파치료와 같은 것이라고 생각할 수 있습니다. 하지만 그것은 성급한 판단입니다. 테카테라피는 분명히 고주파전류를 이용한다는 의미에서 고주파치료에 속하지만, 모든 고주파치료가 다 테카테라피는 아니기 때문입니다.

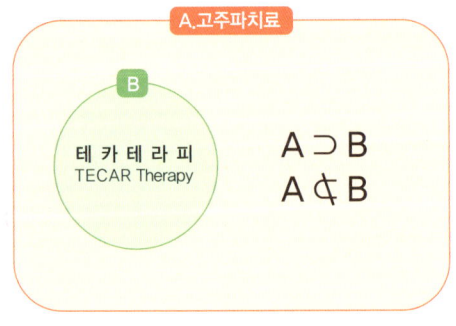

그림 1. 테카테라피의 범주

2. 테카에너지 TECAR Energy

고주파전류를 인체의 치료에 사용하기 시작한 것은 아주 오래 전부터 입니다. 많은 연구에서 높은 주파수 대역의 전류가 통증을 줄이고, 신체 조직 세포의 재생에 관여한다는 것을 보여주고 있습니다. 실제로 고주파 전류의 활용 가능성과 의학적 유용성을 구체적으로 제시하기 시작한 것은 프랑스의 유명한 의사이자 발명가, 물리학자인 '쟈크 아르센 다르송발' Jacques Arsène d'Arsonval이라는 사람입니다. 그는 고주파전류를 인체에 적용해서 치료적 효과를 얻을 수 있다는 것을 밝혀내면서, 현대 전기치료 분야에 큰 업적을 남겼습니다. 1889년 5KHz 이상의 주파수를 가진 전류에서는 근육의 수축과 신경자극의 증상은 사라지는 대신 치료적으로 유용한 효과가 있음에 주목하기 시작한 그는, 1890년에 이루어진 연구에서, 100KHz 이상으로 주파수를 올릴 경우, 전류가 세포막을 투과하여 흐른다는 사실을 발견했습니다. 또한 치료에 적합한 주파수 대역인 500KHz~2MHz의 고주파전류 발생 회로를 개발하였습니다. 그런 사연으로 이 주파수 대역의 고주파전류를 '다르송발 전류' d'Arsonval currents라고 부르기도 합니다.

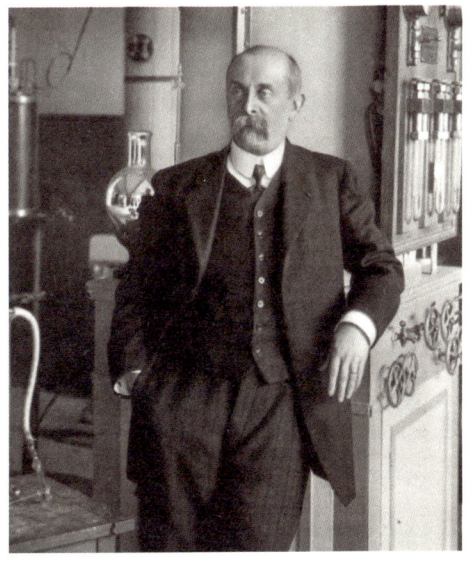

사진 1. '쟈크 아르센 다르송발' Jacques Arsène d'Arsonval

나아가 1920년대에는 여러 명의 연구자들과 함께 고주파전류의 통전방식인 '용량성 통전방식' Capacitive 및 '저항성 통전방식' Resistive에 사용하는 일렉트로드 (도자)를 처음으로 개발하였습니다. 미국의 의사인 '윌리엄 보몬트' William Beaumont가 1939년 고주파의 열작용에 관해 저술한 저서 '디아서미' Diathermy에서는 '용량성 통전방식' Capacitive 및 '저항성 통전방식' Resistive에 대해 집중적으로 다루고 있습니다. 이때 윌리엄 보몬트 William Beaumont가 거론한 고주파전류의 주파수 대역은 500Khz입니다.

1950년대 이후, 고주파전류는 고열효과를 이용해 조직을 자르거나, 떼어내는 외과적 수술에 이용되기 시작했습니다. 기존 '전기소작기'가 주변 조직에 열손상을 일으키던 것에 비해, 고주파전류를 이용한 수술은 상처 부위의 손상이 매우 적었습니다. 나아가 고주파전류를 이용한 수술 후, 주변 조직이 빠르게 재생되는 것에 주목한 피부과 의사들은, 에스테틱 분야에 고주파전류를 활용하는 것에 흥미를 가지기 시작하였습니다. 이를 계기로 고주파전류를 피부과 시술 및 관리에 이용하는데 적합한 일렉트로드 및 액세서리의 개발에 가속도가 붙기 시작합니다. 외과적인 수술 외에 고주파전류의 치료적인 효과에 큰 관심을 가지고 적극적으로 이용하기 시작한 것은 피부과 의료진 이라고 해도 틀린 말이 아닐 것입니다. 그 당시 피부과 의사들이 주로 관심을 가지고 사용한 주파수 대역은 1MHz~2MHz입니다.

'다르송발 전류' 즉, 주파수 500KHz~2MHz의 고주파전류가 본격적으로 물리치료, 재활 영역에 이용되기 시작한 것은 '다르송발' d'Arsonval 사후 50여년 정도 지난, 1990년대가 다 되어서 입니다. 1995년 무렵, 이탈리아의 의료인, 치료사, 연구자들은 '다르송발' d'Arsonval과 '버몬트' Beaumont의 과거 연구들에 기반하여, 고주파전류를 어떻게 하면 물리치료와 재활, 치료적 운동 등에 비침습적인 방법으로 활용할 수 있을지 고민하기 시작합니다. 많은 고민과 연구결과 다양한 논문들이 저술 되었고, 고주파전류를 이용한 치료 프로토콜들도 개발되었습니다. 당시 이탈리아에서는 500KHz~650KHz의 주파수 대역을 주로 사용했습니다. 그 이유는 그 주파수 대역의 고주파 전류가 가장 물리치료 및 재활에 적합하고 효과적이었기 때문입니다. 그때부터 이탈리아에서는 고주파전류를 이용한 물리치료 및 재활을 테카 TECAR라고 명명했고, 그것이 바로 이 책에서 소개하고 있는 테카테라피 TECAR Therapy 컨셉의 시작입니다.

흔히들 100KHz 이상의 주파수 대역을 가지는 전류를 통틀어 '고주파전류'라고 부릅니다. 본서에서는 이후 내용부터 '다르송발 전류'로부터 시작해 이탈리아의 치료사들로 이어지는 개념의 연장선상에서 '근골격계 질환의 치료 및 재활에 활용되는 주파수 대역 500KHz~1MHz인 고주파 전류'를 테카에너지 TECAR Energy로 지칭하고, 기존의 '고주파전류'라는 용어와는 다른 개념으로 구분하여 사용하려 합니다. 아울러, '테카테라피'라는 용어도 기존의 '고주파치료'라는 용어와는 다른 개념임을 분명히 합니다.

3 CET와 RET

테카테라피의 어원에서 E에 해당하는 테카에너지에 대해 알아보았습니다. 다음으로 CAR에 해당하는 용량성 통전방식 CET (Capacitive Electric Transfer)과 저항성 통전방식 RET (Resistive Electric Transfer)에 대해 살펴보면 최종적으로 테카테라피 TECAR Therapy의 의미를 이해할 수 있을 것입니다.

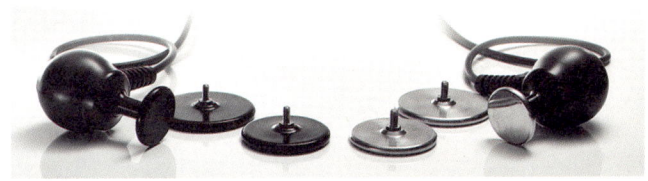

사진 2. CET 일렉트로드와 RET 일렉트로드

1) 용량성 통전 방식 CET (Capacitive Electric Transfer) : 용량성 통전 방식 CET는 넓은 리턴플레이트와 절연코팅 된 일렉트로드를 이용하여 테카에너지를 전달하는 방식 입니다. 넓은 리턴플레이트는 신체의 넓은 부위에 안정적으로 밀착시키고, 치료하고자 하는 환부 혹은 연관 부위에 절연코팅 된 일렉트로드 (도자)를 접촉합니다. 절연코팅 된 일렉트로드가 닿아 있는 바로 밑 신체 부위에서는 활발한 전자의 움직임이 유도되어 집니다. 도자는 절연코팅 되어있지만, 전류의 방향은 양극, 음극의 변화에 따라 계속 바뀌면서 도자 밑에 있는 신체 내부의 전자들은 도자방향으로 끌려갔다, 밀려나는 움직임을 지속하는 것입니다. 그 과정에서 전자와 다른 입자간의 충돌과 마찰이 일어나면서 '생체열'이 발생합니다. 결과적으로 CET를 이용할 경우 열이 집중적으로 발생하는 부위는 도자 바로 밑 피부, 진피층, 근막 및 얕은 근육층과 같이 수분을 많이 포함하고 있으며 신체의 외부를 감싸고 있는 조직, 바로 연부조직 Soft Tissue입니다. 대부분의 피부, 미용관리 등 에스테틱 목적으로 사용되는 고주파기기가 CET를 이용하고 있는 것은 피부 및 진피층에 효과를 집중시키기 위한 이유입니다.

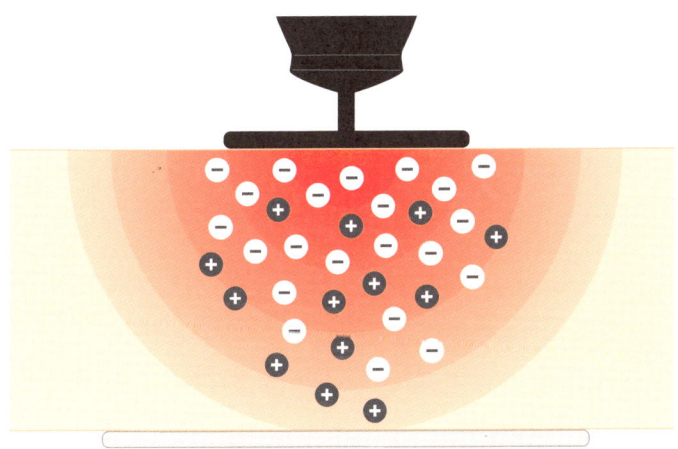

그림 2. CET (Capacitive Electric Transfer) 용량성 통전 방식

2) 저항성 통전 방식 RET (Resistive Electric Transfer) : 저항성 통전 방식 RET는 CET와 다르게 절연

코팅이 되지 않은 일렉트로드를 사용합니다. 신체에 리턴플레이트와 일렉트로드를 접촉시키면 신체를 매개로 전류가 직접 흐르는 방식입니다. 이 경우, 일렉트로드와 리턴플레이트 사이의 전류 방향이 바뀌면 (극이 바뀌면) 신체 내부의 전자는 양쪽 방향으로 끌려갔다 밀려나는 방식으로 왕복 운동을 반복하게 됩니다. 그 과정에서 전자와 다른 입자들끼리의 충돌과 마찰이 일어나면서 '생체열'이 발생합니다. 일렉트로드를 중심으로 생체열이 발생하는 CET와 달리 전자들이 일렉트로드와 리턴플레이트 사이를 왕복하는 RET에서는 일렉트로드와 리턴플레이트의 중간 정도되는 부위에서 생체열이 발생합니다. (실제로 주파수가 매우 높기 때문에 전자가 양극 사이를 왕복한다기 보다는 양극의 중앙부에서 진동 한다는 것이 더 적합한 표현일 수 있습니다.) 즉, 신체의 내부에서부터 집중적으로 생체열이 발생한다는 것입니다. 신체의 내부에는 '심부근육' Deep Muscle은 물론 뼈, 힘줄 및 인대를 비롯한 수분함량이 적고 단단한 조직, 바로 '경부조직' Hard Tissue이 있습니다. 결과적으로 RET는 '경부조직' Hard Tissue에 주로 작용하게 되고, '경부조직' Hard Tissue의 치료에는 RET를 사용하는 것이 효과적입니다.

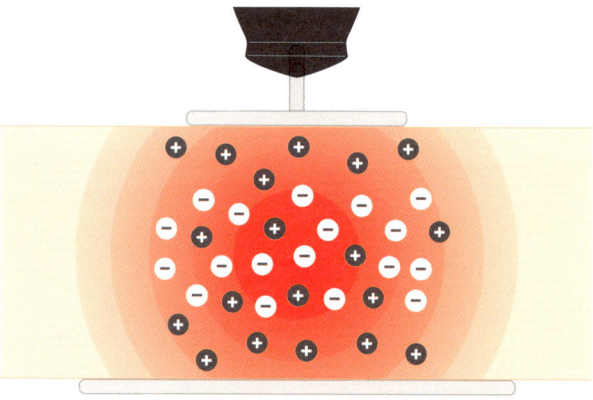

그림 3. RET (Resistive Electric Transfer) 저항성 통전 방식

또한, RET방식에서는 일렉트로드와 리턴플레이트의 크기에 따라 열이 발생하는 위치가 달라집니다. 일렉트로드와 리턴플레이트의 크기가 같으면 둘 사이의 정가운데 부위에서부터 열이 발생하기 시작합니다. 반면, 리턴플레이트가 크고, 일렉트로드가 작다면, 면적이 좁은 쪽인 일렉트로드와 가까운 부위에서부터 열이 발생합니다. RET 방식이라도 매우 좁거나 작은 일렉트로드를 사용한다면 CET와 비슷하게 일렉트로드가 접촉된, 피부 및 진피층에 효과를 집중시킬 수 있습니다. 하지만 그렇게 해서 열이 발생하는 부위가 비슷해 지더라도, 엄연히 그 작용방식과 환자가 느끼는 '열감'에는 차이가 있음을 간과하면 안됩니다.

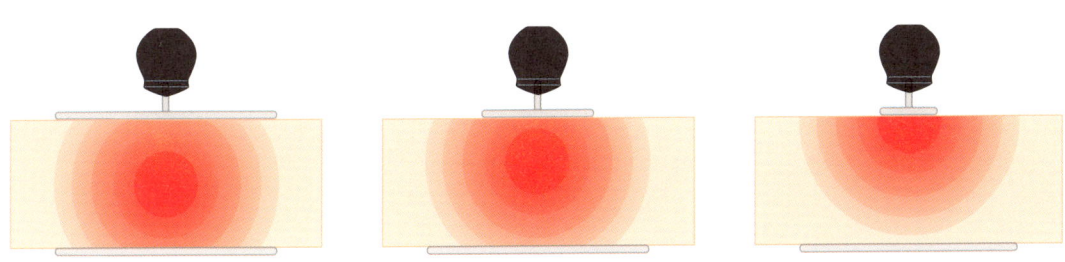

그림 4. RET 일렉트로드 크기에 따른 발열위치 비교

　CET와 RET의 발열 부위와 함께 기억해야 할 것은 생체열이 발생하여 퍼지는 방향입니다. CET의 경우 일렉트로드 바로 밑의 천층부에서 생체열이 발생하여, 점차적으로 신체 내부 방향으로 퍼져나간 다면, RET는 일렉트로드와 리턴플레이트 중간, 신체의 내부에서부터 생체열이 발생하여 일렉트로드와 리턴플레이트가 접촉된 신체 바깥쪽 방향으로 퍼져나갑니다.

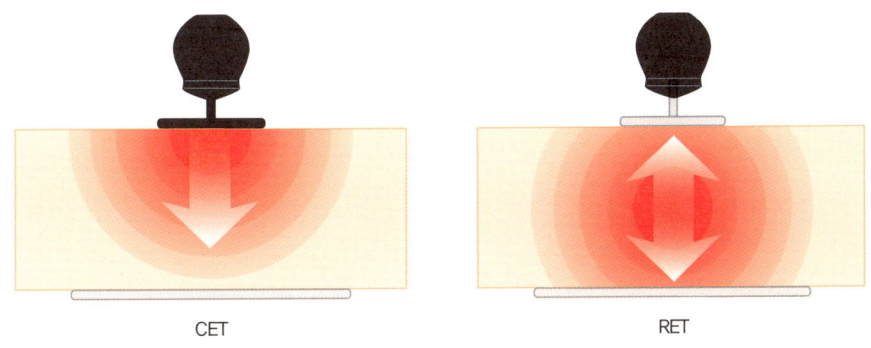

CET　　　　　　　　　　　　　　RET

그림 5. CET와 RET의 생체열 방향

　테카 TECAR라는 명칭 자체에 CET 와 RET의 두 가지 통전방식이 포함되어 있는 것처럼, 테카에너지를 근골격계 질환의 치료 및 재활에 적용하는데 있어 CET 혹은 RET 둘 중 어느 한가지 방식만을 이용해서는 분명한 한계가 있습니다. 두 가지 방식 사이의 차이점을 잘 이해하고 CET와 RET를 상호 보완해가면서 적재적소에 활용할 수 있어야 진정한 테카테라피라고 할 수 있을 것입니다. '다르송발'이 용량성 통전방식 CET 및 저항성 통전방식 RET 에 사용되는 일렉트로드를 개발하고, '보몬트'가 그 두 가지 통전방식에 대해 연구한 것은 분명히 각각의 통전방식이 가지는 치료적 의미와 활용방식이 다르다는 것을 반증해 줍니다. 반복하여 말하지만, CAR에서 C와 R 사이의 알파벳이 Or를 의미하는 O가 아닌 And를 의미하는 A인 것을 잊으면 안됩니다. 지금까지 그 어원에서 시작하여 역사, 기술적 발전과정 및 구현방식 등에 대한 설명을 통해 테카테라피 TECAR Therapy의 의미를 알아 보았습니다. 이를 간단히 정리해보면 다음과 같습니다.

치료하고자 하는 신체 부위, 조직의 깊이, 질환의 진행 정도 및 치료사의 치료 테크닉 등에 따라 CET와 RET 두 가지 방식을 상호 보완적으로 사용하여, '주파수 대역 500KHz~1MHz인 고주파 전류, 테카에너지'를 신체에 통전시키면서 '근골격계 질환의 치료 및 재활'에 활용하는 컨셉을 '테카테라피'라고 합니다.

4. 테카테라피의 현재와 미래

1995년 이후 테카테라피는 이탈리아를 중심으로 한 유럽의 많은 국가에서 물리치료 및 재활에 사용되었고, 임상적용을 바탕으로 한 연구논문들도 많이 발표 되었습니다. 그럼에도 불구하고, 테카테라피는 치료 중 발생할 수 있는 스파크 Spark나 화상 Burn 등의 불편함으로 인해 지속적으로 보급되지 못하는 양상을 보였던 것이 사실입니다. 많은 연구자료나 논문 등을 통해 그 효과가 알려져도 실제 임상에서 환자와 치료사에게 불편함과 긴장감을 야기시켰다면, 그 보급이 원활하지 못했던 것은 당연할 수도 있습니다. 그러나 이웃나라인 일본에서도 테카테라피에 대한 논문들이 발표된 사실을 놓고 보면, 국내에서 테카테라피라는 컨셉이 소개되지 못하고, 그 정보가 전무 하다시피 한 것은 의아하게 생각되는 부분입니다. 피부, 미용관리 및 근골격계 치료에 엄연히 고주파전류가 활용되어져 왔음에도 불구하고 왜 테카테라피라는 컨셉에 대한 소개는 이루어지지 않았을까 생각해 보지 않을 수 없습니다. 그 질문에 대한 답은 앞에서 설명한 고주파전류의 역사와 기술의 발전에서 찾아볼 수 있을 것입니다.

고주파전류를 근골격계 질환의 치료 및 재활에 활용하기 시작한 1995년도 이전에는, 피부과 및 미용 분야에서 고주파전류의 효과 및 활용성에 더 주목했고, 해당 분야를 위주로 기술과 장비의 발달이 진행되었다고 설명했습니다. 같은 맥락으로 우리나라에서도 고주파전류를 피부과 및 미용분야에서 에스테틱의 목적으로 활발히 이용했고, 그 산업규모의 크기 및 활용기술의 수준도 근골격계 질환의 치료 및 재활 분야의 그것 보다 높았던 것이 사실입니다. 때문에 별도의 테카테라피를 위한 장비가 생산되거나 그 컨셉이 소개될 필요가 없었는지 모릅니다. 자연스럽게 피부과 및 미용분야에 사용되는 장비가 근골격계 치료 및 재활에 그대로 도입되었고, 그 사용 방법도 에스테틱 목적으로 사용되는 방식 그대로였습니다. 치료사들은 고주파치료에 대해 별다른 매력을 못 느꼈고, 수많은 열전기 치료 중의 하나로만 받아들여 왔습니다.

일반적으로 우리나라의 치료사들이 생각하는 고주파치료는 뜨거운 일렉트로드를 환부 위에서 원형

으로 움직이면서 러빙 Rubbing (문지르기)하는 방식으로 적용되는 치료법 입니다. 치료사는 멈추지 않고 일렉트로드를 움직여야 합니다. 만일 잠시라도 러빙을 멈춘다면 환자는 뜨거움을 호소할 것입니다. 치료사가 자칫 실수라도 한다면 환자는 화상을 입거나, 전기 스파크 때문에 깜짝 놀랄 수도 있습니다. 환자들은 뜨거울수록 효과가 있다는 믿음으로 참을 수 있는 한 높은 온도를 견뎌내려고 합니다. 결과적으로 치료사는 더 빠른 속도로 러빙을 해야 하고, 환자는 점점 더 뜨거운 열감만을 요구하게 됩니다.

이런 모습은 고주파전류의 몇 가지 효과 중 '고열효과' Hyper-Thermy에만 과도하게 집착함으로써 생긴 결과이고, 에스테틱 목적으로 고주파전류가 사용되는 전형적인 모습입니다. 이러한 방식으로 고주파전류가 사용되는 것을 치료 개념으로 받아들이기에는 아쉬운 부분이 많습니다. 하지만 아직도 우리나라의 많은 치료사들은 그러한 방식으로 고주파전류를 사용하고 있고, 번거로운 치료법으로 인식하고 있는 것이 엄연한 현실입니다. 이러한 현실에서 테카테라피라는 컨셉이 소개 되기는 쉽지 않았을 것입니다. 하지만 상황은 조금씩 변하고 있습니다.

기술의 발달은 전세계적으로 테카테라피의 부활을 예견하게 하고 있습니다. 기존 테카테라피 장비들이 가지고 있던 단점을 최소화 하고, 장비의 안정성과 편리함을 극대화 하여 환자와 치료사의 불편함을 최소화 시킨 장비가 2012년 무렵부터 프랑스 의료시장에 소개되었고, 이를 이용한 테카테라피가 다시 치료사들의 관심을 끌기 시작했습니다. 프랑스를 중심으로 이탈리아를 비롯한 유럽의 많은 국가들에서도 테카테라피가 다시금 근골격계 질환의 치료에 이용되고 있습니다. 한동안 뜸하다시피 했던 테카테라피 관련 논문들도 다시 발표되기 시작했습니다. 전세계 의료산업의 트렌드를 읽을 수 있는 국제 전시회를 둘러보면 몇 년 전부터 테카테라피 장비들이 상당히 많이 소개되고 있습니다. 전세계의 치료사들이 다시 테카테라피에 주목하고 있는 것입니다.

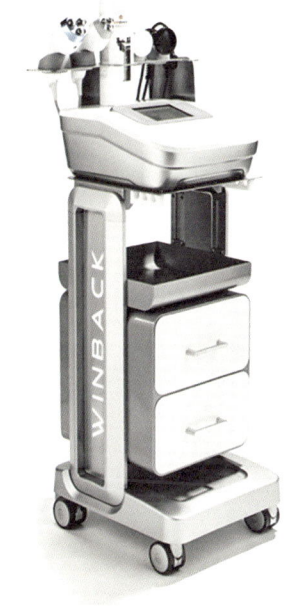

사진 3. 2012년 런칭된 프랑스 테카테라피 장비. WINBACK BACK3SF

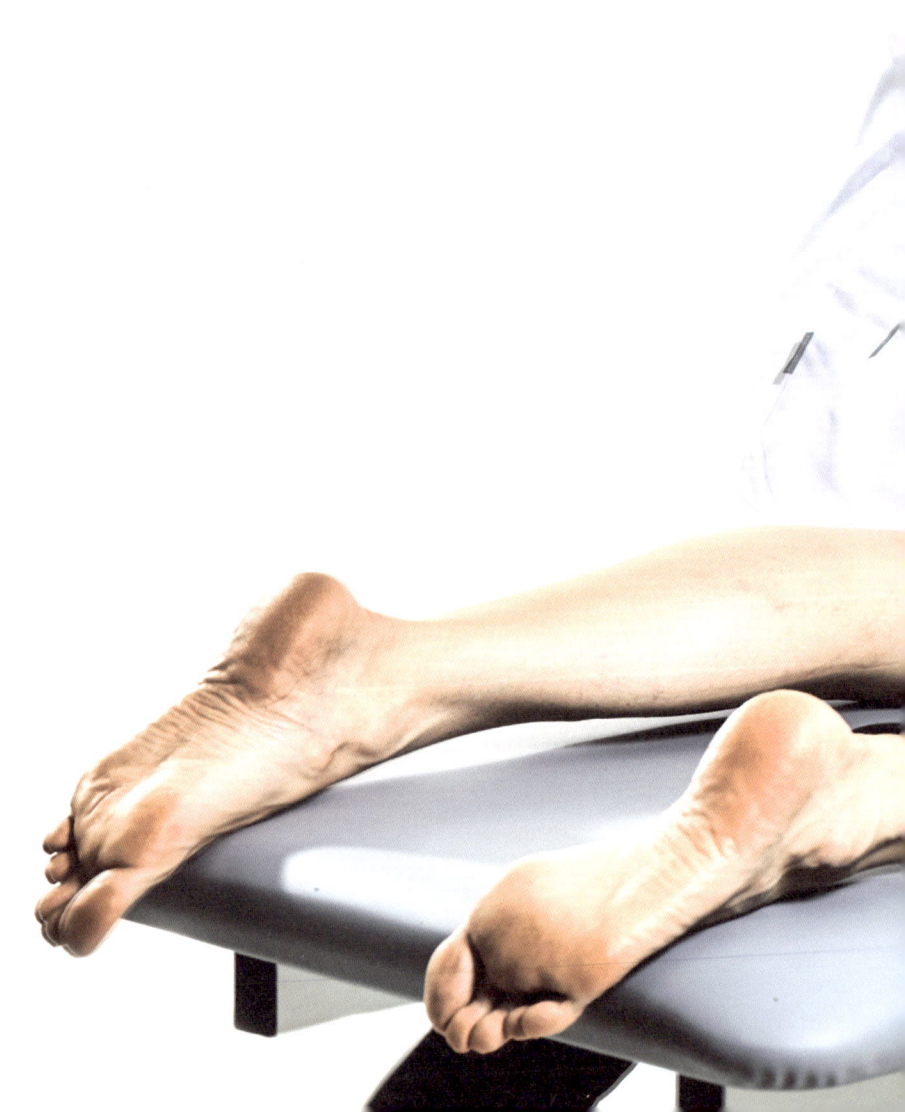

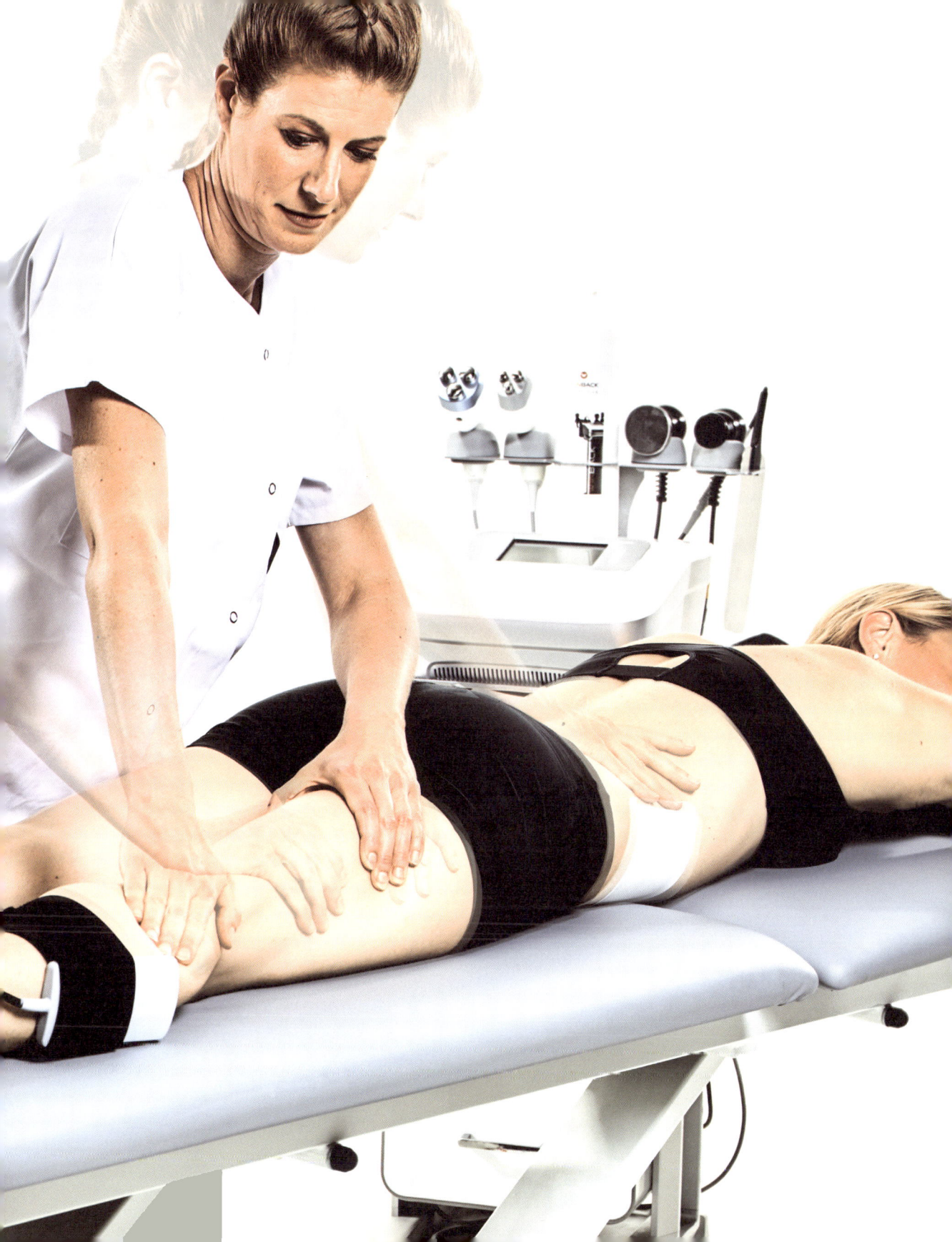

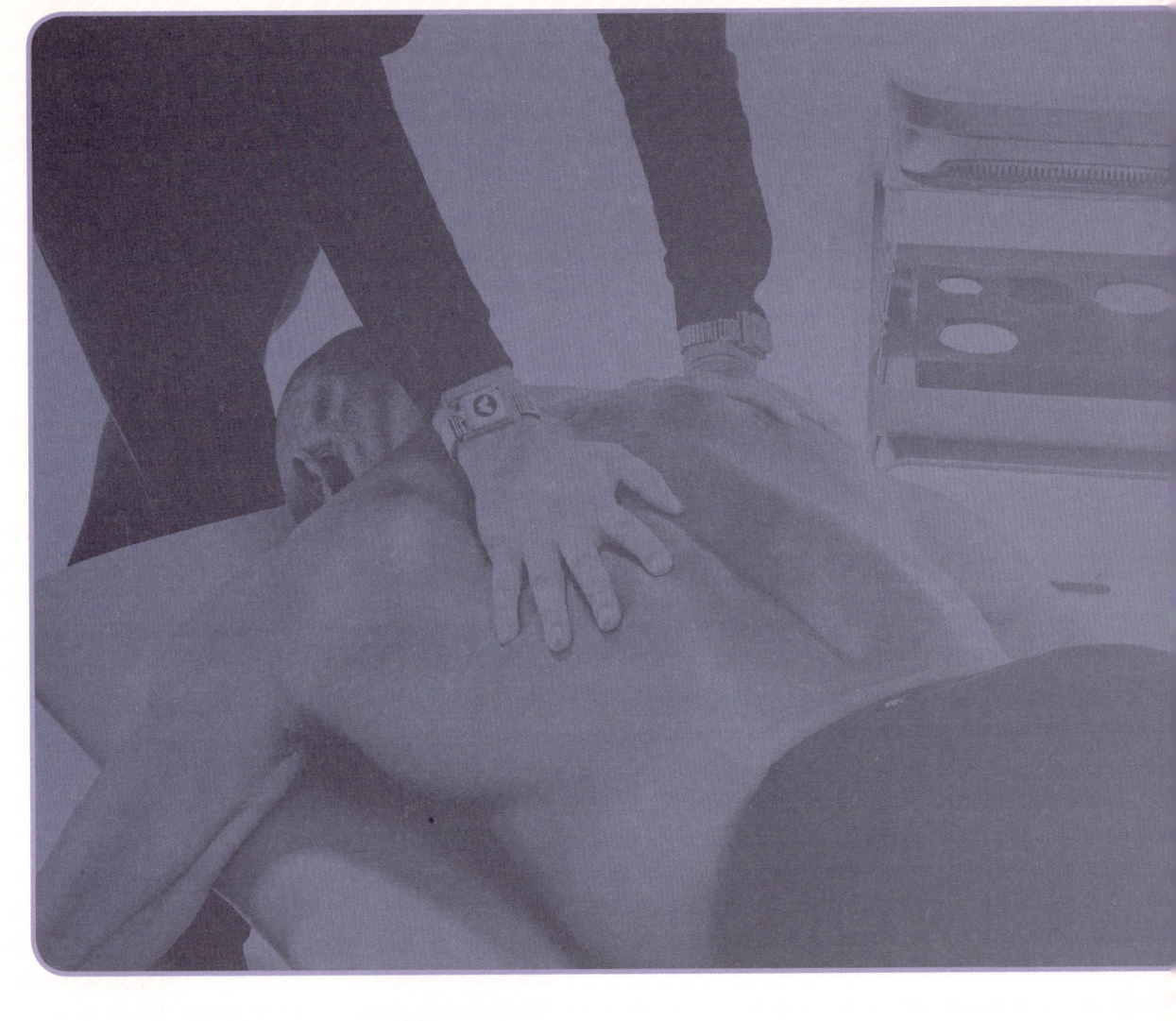

제 2 장

테카테라피의 치료 기전

1995년 탄생한 테카테라피가 20여년의 침체기를 겪고, 오늘날 다시 주목을 받고 있는 것은 관련 기술의 발달로 인한 유저인터페이스 UI의 현대화를 비롯해, 적용과정에서 발생하는 스파크나 화상 같은 불편함들을 해소한 것에 힘입은 바가 크다고 할 수 있습니다. 하지만 테카테라피에 대한 본질적인 통찰과 각성의 과정이 없이 단순한 기술의 발달만 있었다면, 테카테라피의 부활을 이야기하지는 못했을 것입니다. 이번 장에서는 앞장에서 설명한 테카테라피의 의미에 이어 좀 더 본질적인 내용들을 설명하겠습니다. 기존의 고주파치료와는 다른 테카테라피의 본질을 제대로 이해하는 것이 실제 임상에서 테카테라피를 제대로 적용할 수 있는 지름길입니다.

1 테카에너지의 원리 및 효과

프랑스의 '다르송발'이 연구했던 테카에너지는 '교류전류'입니다. 교류전류란 규칙적으로 일정한 주기를 가지면서, 흐르는 방향과 크기가 바뀌는 전류를 말합니다. 일렉트로드와 리턴플레이트의 극성이 주기적으로 양극, 음극으로 바뀌면서 전류의 방향도 바뀌기 때문에 물결 모양의 파동 ('정현파' 혹은 '사인파'라고도 함)을 보여주는 것이 특징이고, 그 파동에서 주기와 주파수를 확인 할 수 있습니다. 전극 밑 조직에서의 잔류효과가 없어 전하의 축적이 적으므로 기대할 수 있는 화학적 효과는 거의 없습니다.

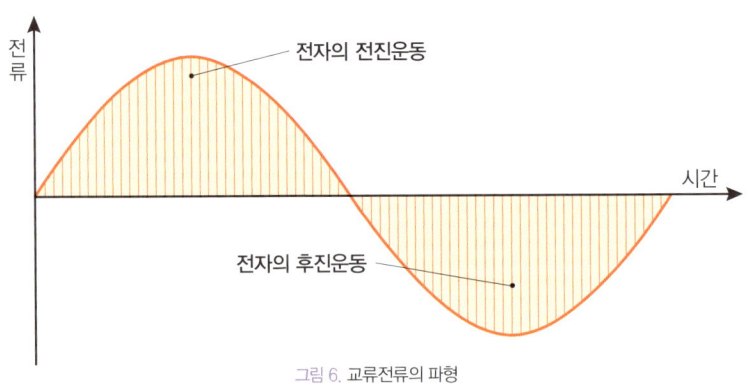

그림 6. 교류전류의 파형

일렉트로드와 리턴플레이트의 극성변화 때문에 신체 내부에 있는 전자들은 전진운동과 후진운동을 반복합니다. 이러한 전자의 움직임은 계속적으로 주변의 다른 입자들과 충돌 및 마찰을 일으키고, 그 결과 열이 발생하기 시작합니다. 이를 생체조직 자체에서 발생하는 열이라는 의미로, '생체열' 혹은 신체 내부에서부터 발생하는 열이라는 의미로 '심부열'이라고 부릅니다. 이렇게 테카에너지가 신체 내부에서 열을 발생시키는 현상이 '다이어서미' Diathermy 바로 '심부투열, 열효과'입니다. 테카에너지에 의해 구체적으로 즉각 드러나는 현상이 바로 '심부열'이기에, 사람들이 '열효과'에 주된 관심을 가지는 것은 당연할 지도 모릅니다. 하지만 '열효과' 외에도 중요한 두 가지 효과가 더 있습니다. 테카에너지의 다른 두 가지 효과를 인지하고 활용하기 시작할 때, 테카테라피의 본질에 한층 더 가깝게 다가갈 수 있습니다.

1) 열효과, 심부투열 Diathermy

테카에너지의 대표적인 효과는 우리에게 매우 익숙한 '열효과'입니다. 신체 내부의 전자 움직임과 주변 입자와의 충돌에 의해 발생하는 '심부열'은, 흐르는 전자의 양이 많고, 흐르는 경로의 단면적이 좁을수록 그 온도가 높아집니다. 이러한 심부열은 일반적인 온열찜질기를 통해 얻을 수 있는 열과는 근본적으로 다르다는 것을 잊으면 안됩니다. 일반적인 온열찜질기에서 얻을 수 있는 열이 '간접적'인 방식으로 치료하려는 환부 조직의 온도를 높이는 것이라면, 심부열은 신체내부에서 자체적으로 열이 발생하도록 유도하기 때문에 직접적이고 더 효과적인 방식입니다. 근골격계 치료에 있어 심부열은 효용가치가 높습니다. 무엇보다 경직된 근육이나 근막, 힘줄, 인대 등 근골격계 조직의 이완 및 신장력 증가에 효과적입니다. 이외에도 심부열은 혈액 및 림프순환 촉진, 노폐물의 배출 등 다양한 신체 대사작용을 도와 주어 부종의 제거 등에 이용됩니다.

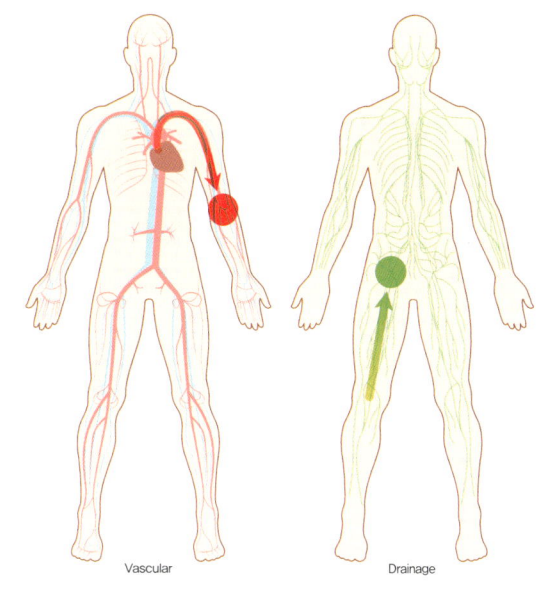

그림 7. 심부열로 인한 순환, 배출 촉진

2) 조직의 치유, 재생효과 Tissue Healing

처음 테카테라피라는 용어를 사용한 이탈리아의 치료사들은 100KHz 이상의 고주파 전류는 세포막을 투과하여 진행할 수 있다는 '다르송발'의 발견을 무심코 지나치지 않았습니다. 세포막은 세포의 안과 밖을 구분하며, 여러가지 이온과 기체 등의 물질교환 통로 역할을 합니다. 100KHz 이하의 전류가 세포를 비껴가며 진행하는 것과 달리, 100KHz 이상의 전류는 세포막을 투과하여 진행할 수 있다는 것은 세포차원에서 큰 의미를 갖습니다. 치료적 의미에서 근골격계 조직의 재생은 세포의 분열이 활발히 일어날수록 촉진됩니다. 여러가지 조건이 있겠지만 세포의 분열은 세포의 물질대사와 세포막을 통한 물질 교환이 원활히 일어날 때 가능합니다. 세포막을 통한 물질 교환은 주로 ATP(아데노신 삼인산)을 가수분해 할 때 나오는 에너지를 이용한 능동수송을 통해 이루어지는데, 테카에너지는 이러한 능동수송을 가속화 시킵니다. 세포막을 관통해 지나는 테카에너지는 빠른 전기적 진동(양극과 음극의 변화에 따른 전진, 후진 운동의 반복)을 가진 이온의 흐름을 만들어 내고 이는 세포 차원에서 세포막을 통한 물질 교환을 촉진합니다.

사고나 부상으로 손상된 근골격계 조직의 재생 촉진 및 재활단계의 단축, 수술 후 봉합부위의 빠른 접합 및 흉터 치료 등에 테카에너지의 소식새생 효과가 활용 될 수 있습니다.

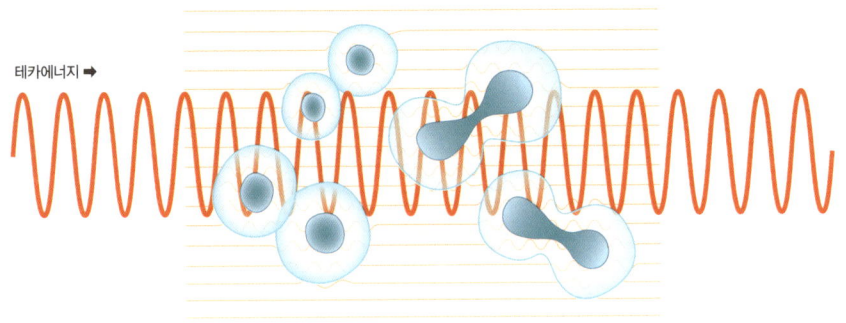

그림 8. 테카에너지에 의한 세포 분열 촉진

3) 통증완화 효과 Analgesic Effect

특정 원인에 의해 발생한 통증은 감각신경 축삭 말단의 통증수용체를 통해 감지됩니다. 감지된 통증은 전기적 신호로 변환된 뒤, 감각 신경을 거쳐 중추신경계로 전달됩니다. 이러한 통증 전달 과정은 전기적 신호의 연쇄반응 과정인데, 전기적 신호의 전달 경로에 외부적 전기 신호가 지속적으로 작용한다면 간섭이 생겨, 통증의 전달 과정에 문제가 발생합니다. 통증 부위에 지속적으로 흐르는 테카에너지는 이렇게 통증 전달 경로에 문제를 일으키는 노이즈의 역할을 합니다. 테카에너지의 이러한 작용을 통해 즉시적인 진통효과를 얻을 수 있습니다. 간접적이기는 하나 테카테라피를 통해 얻어지는 따뜻한 열감과 환부 위에 행해지는 부드러운 러빙을 통해 '통증 역치'를 상승시킴으로서 통증을 완화 시킬 수도 있습니다. 그 외 테카에너지가 '엔돌핀', '세로토닌' 등의 분비를 촉진시켜 통증을 억제한다는 '중추 억제설'이 거론되고 있습니다. 엔돌핀은 비교적 긴 시간 동안, 긴장과 통증을 완화시키는데 도움을 줍니다.

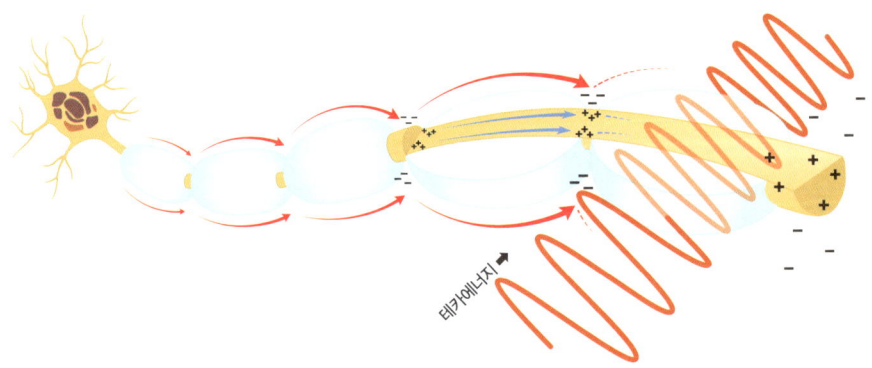

그림 9. 신경전달 경로에 노이즈로 작용하는 테카에너지

재생효과 및 통증제어 효과는 열효과와 대비하여 '비열효과' Athermy라고 부르기도 합니다. 비열효과는 심부열이 발생하지 않는 상태에서도 얻을 수 있는 효과입니다. 테카테라피가 고주파치료와 다르다고 할 수 있는 중요한 차이점 가운데 하나는 열효과 외에도 비열효과의 중요성을 놓치지 않고 적극 활용한다는 점입니다.

2 조직의 깊이와 주파수

주파수란 교류전류에서 1초 동안 양극과 음극 각각의 방향으로 전류의 방향의 바뀌는 주기의 횟수를 이야기 합니다. 예를 들어, 양극에서 음극으로 전류의 방향이 바뀌었다가 다시 처음 상태로 돌아오는 주기가 1초 동안 한번 이루어졌다면 1Hz라고 할 수 있습니다. 1초 동안 전류의 방향이 바뀌는 주기가 10만번 있었다면 100,000Hz, 100KHz라고 할 수 있습니다. 일반적으로 주파수가 낮으면 인체에 침투할 수 있는 깊이는 깊어집니다. 반대로 주파수가 높아지면 그 깊이는 낮아집니다.

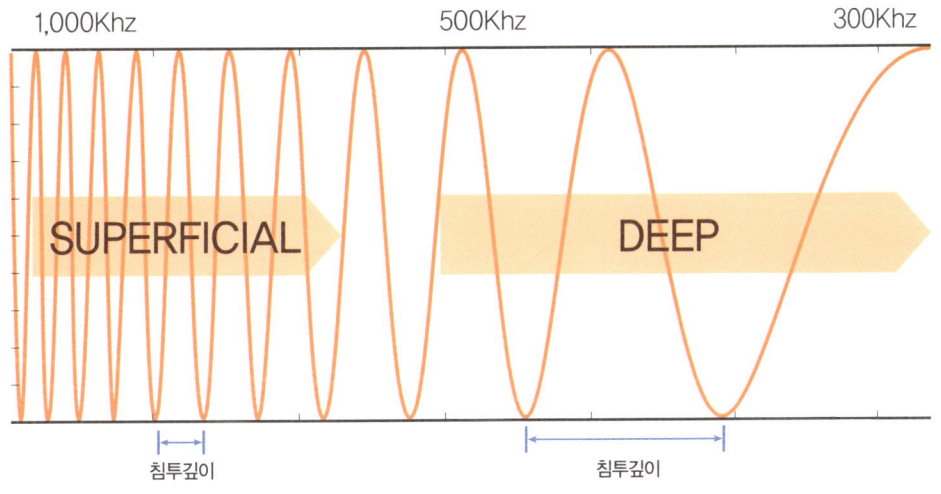

그림 10. 주파수에 따른 테카에너지의 침투 깊이

일단, 치료석으로 유의미한 주파수 대역은 세포막을 통과할 수 있는 100KHz 이상으로 생각할 수 있습니다. 하지만 이때, 추가적으로 고려되어야 할 것이 있는데 바로 유전율 Permittivity과 전도율

Conductivity입니다. 주파수가 낮아지면 낮아질수록 유전율과 전도율이 낮아집니다. 이 경우 치료할 수 있는 침투 깊이는 깊어지는데 생체열의 발생 정도가 낮아집니다. 반대로 주파수가 높아지면 유전율과 전도율이 높아지는데 이때 치료할 수 있는 침투 깊이는 얕아지고 생체열의 발생 정도는 높아져서 매우 뜨겁고 견디기 힘든 열감이 느껴집니다.

테카에너지는 유전율과 전도율이 최적인 지점의 주파수 대역을 가지고 있습니다. 치료의 타겟이 되는 조직의 깊이까지 에너지가 전달될 수 있으면서, 너무 뜨겁지도 너무 차갑지도 않은 적당한 생체열의 발생이 가능한 주파수 대역, 다시 말해, 신체 조직의 심층과 천층에 전달될 수 있으면서, 침습적이지 않은 생체열을 발생시키는 500KHz~1MHz 대역의 주파수는 치료에 이용하기에 최적인 대역 입니다. 이탈리아에서 테카테라피라는 용어가 처음 사용된 이래, 많은 연구논문들에서 언급된 주파수가 500KHz~650KHz인 것도 결코 우연이 아닙니다. 주파수가 2MHz~3MHz인 경우, 주로 피부, 표피층에서 작용을 하게 됩니다. 그런 이유로, 2MHz~3MHz의 주파수 대역은 피부 및 미용관리의 에스테틱 용도로 사용하기에 적합합니다. 근골격계 질환의 치료 및 재활 컨셉인 테카테라피를 구현하기 위해서 500KHz~1MHz의 주파수 구현은 필수 사항이라고 할 수 있습니다.

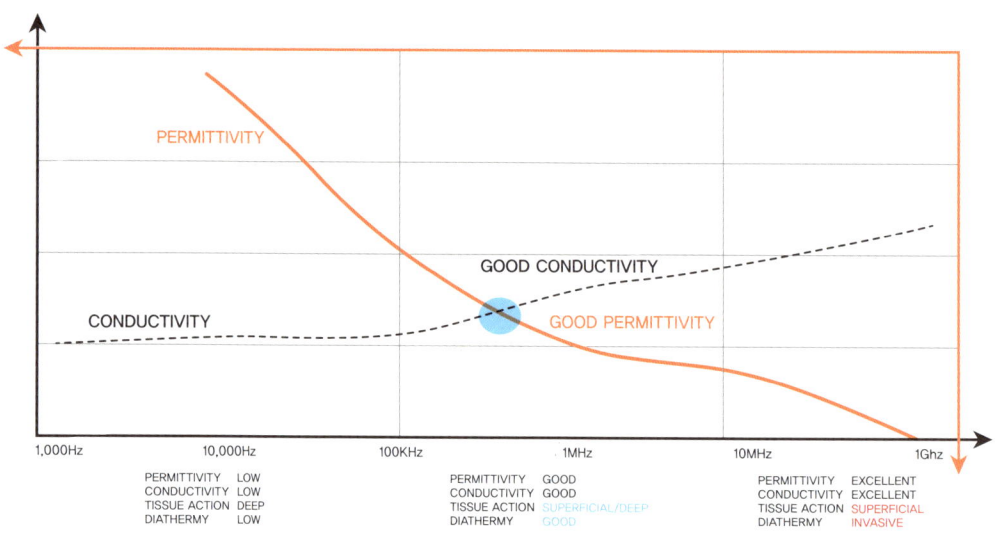

그림 11. 주파수에 따른 유전율과 전도율

3 열효과 Diathermy와 비열효과 Athermy

테카테라피를 적용할 때, 열의 발생은 인텐서티(전류의 세기) 및 저항과 밀접한 관련이 있습니다. 일반적으로 인텐서티를 높이거나, 조직의 저항이 높으면 열이 많이 발생하고, 인텐서티를 낮추거나 저항이 낮으면 열이 적게 발생합니다. (옴의 법칙) 이때 이야기하는 '열' 즉, 온도는 환자에 따라 다르게 느껴지는 상대적, 주관적 정도이지 절대적 온도 개념이 아닙니다. 전류의 세기를 동일하게 설정하고 같은 부위에 적용해도 환자마다 체중, 신체조성, 열에 대한 민감도 등이 다르기 때문에, 환자가 느끼는 온도는 각각 달라질 수 있습니다. 이러한 이유로 치료사는 항상 환자가 느끼는 '열'이나 '열감', '온도'를 수시로 체크해가면서 치료하는 것이 중요합니다. 테카테라피를 적용할 때의 온도는 환자가 느끼는 '주관적 열감'의 정도에 따라 네 단계로 나누어 설명할 수 있습니다.

먼저 1단계는 인텐서티가 낮고 (10~20%), 환자가 거의 열감을 느끼지 못하는 단계입니다. 이 단계에서 열감은 없거나, 거의 느껴지지 못할 정도로 미세합니다. 결과적으로 이 단계는 발목 염좌 Ankle Sprain 등 급성질환의 치료시에 필요하고, 근육 피로의 빠른 해소, 근력강화, 통증완화, 조직 재생 등의 생물학적 효과를 기대할 수 있습니다. 후기 재활 단계에서 치료적 운동과 함께 적용할 경우, 재활의 기간을 빠르게 단축시킬 수 있습니다. 이 단계에서는 치료사가 일렉트로드를 손에 들지 않고, 환자에게 일정시간 부착해 놓는 방식으로 패시브 Passive하게 치료하는 것도 가능합니다. 1단계에서 심부열의 발생 없이도 얻을 수 있는 효과를 '비열효과' Athermy라고 하여 '열효과' Diathermy와 구분할 수 있습니다. 반복하여 말하면, 테카에너지의 세가지 효과 중, 두 가지에 해당하는 '통증완화'와 '조직재생'은 심부열의 발생과 상관없이 1단계에서도 충분히 얻을 수 있는 효과입니다.

2단계는 인텐서티가 20~40%, 온열이 느껴지는 단계로 조직 내 미세순환 Micro-Circulation이 증가하면서, 세포와 조직내의 산소와 물질교환이 촉진되어 염증의 화해를 도와줄 수 있습니다. 환자는 편안하고 온화한 열감을 느끼게 됩니다. 이 단계의 열감은 무엇보다 근육이나 근막 등 연부조직을 이완시켜 주기 때문에, 능동적, 수동적 이완요법 및 스트레칭과 접목하여 사용하기에 적합합니다. 근골격계 질환 치료를 위한 도수치료 전 혹은, 도수치료와 함께 적용할 경우, 더 빠르고 효과적인 치료가 가능해 집니다. 또한 근경축 Muscle Spasm을 이완시켜 주어, '통증 ⇨ 경축 ⇨ 통증'으로 이어지는 악순환을 해소하는 데에 효과적입니다. 2단계에서도 일렉트로드를 환자에게 직접 부착해 놓은 채, 치료사 고유의 치료 테크닉을 접목하여 사용하는 것이 가능합니다.

3단계는 인텐서티가 40~60% 정도로 환자들은 뜨겁다고 느끼지만 불쾌해 하지 않고, 뜨거운 열탕에 들어가 '시원하다'라고 이야기 하는 정도의 열감입니다. 이 단계에서는 주 혈관의 확장 없이 혈액 및 림프 순환이 활발하게 이루어집니다. 이를 통해 신체의 순환과 배출에 도움을 줄 수 있습니다. 모세혈관 및 세동맥 등의 확장으로 인한 혈류량 증대로 산소, 영양물질, 항체, 백혈구 등이 증가해 만성염증의 화해, 창상 치유 등에 도움이 됩니다. 무엇보다 근육, 건, 관절낭 등 결합조직의 신장력 증가에 효과적 입니다. RET를 이용할 경우 관절강직의 감소를 기대할 수 있습니다.

인텐서티가 60% 이상인 4단계는 환자가 불쾌감을 호소할 수 있는 단계입니다. (특별한 상황을 제외 하고, 80% 이상의 인텐서티는 테카테라피에서 사용되지 않습니다.) 이 단계는 특별히 '고열효과'라는 의미의 HyperThermy라고 부르기도 합니다. 일렉트로드의 움직임이 조그만 느려져도 환자가 '아, 뜨거워' 하고 놀랄 정도의 뜨거움을 느끼는 단계입니다. 뜨거운 열탕에 조심스럽게 들어가면서 느끼는 저릿한 느낌과도 비슷합니다. 약간의 혈관확장이 일어나며 국소적인 혈관신생(확장)을 유도하는 단계입니다. 이 단계의 열감은 사용시 주의를 요하며, 아주 오래된 만성 질환이나, 섬유성 구축이 심한 조직을 이완시키기 위해 2~3분 내의 시간 동안 사용할 수 있습니다.

고주파치료하면 치료사들이 흔히 생각하는 뜨거움은 3단계와 4단계의 열감에 해당합니다. 테카테라피는 3, 4단계의 열효과 Diathermy도 이용하지만, 1단계의 비열효과 Athermy도 간과하지 않습니다. 조직의 재생효과, 통증조절 효과는 1단계 비열효과를 통해서도 충분히 얻을 수 있습니다. 특히 4단계 이상의 열을 지속적으로 적용할 경우, 통증 조절 효과는 오히려 반감될 수도 있음을 알아야 합니다. 무조건 뜨겁게 환부를 문지르는 기존의 고주파치료 방식에서 벗어나, 다양한 단계의 열감을 이용하는 것이 중요합니다. 무엇보다 환자의 상태, 질환의 종류 및 진행단계 등에 따라서 치료 목적에 맞는 적당한 열감을 선택해야 합니다. 급성이라면 1단계로 릴렉싱 위주의 접근을, 고질적인 만성이라면 4단계의 고열효과를 통해 강한 자극과 함께 혈관신생 유도를, 근육의 이완과 함께 관절의 ROM을 증진시키기 위해서는 2~3단계의 열효과를 이용하는 등 체계적이고 합리적인 접근이 필요합니다.

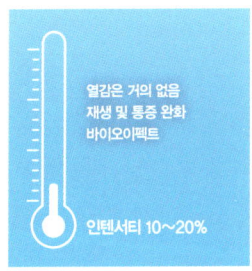 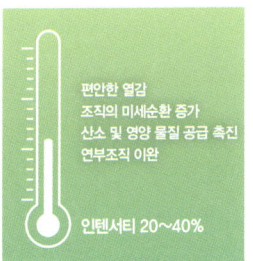 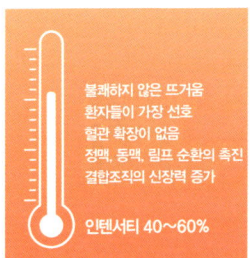 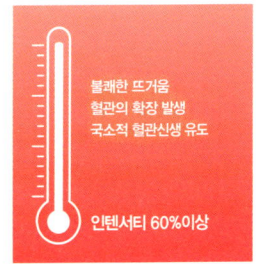

그림 12. 인텐서티 조절에 따른 온도 및 기대효과

4 기타 열전기 치료와의 비교

　다양한 물리적 인자들 중에서 통증 완화, 부종 감소, 근육의 이완 및 상처의 재생을 목적으로 전기에너지를 이용하는 물리치료요법을 전기치료라고 합니다. 외부적인 전기에너지를 이용해 인체 내부의 전기 입자들에 반응을 유도하고, 이를 통해 나타나는 효과들을 치료에 이용하는 것입니다.

　테카테라피는 앞에서 규정한 것처럼, 주파수 500KHz 이상 1MHz 이하의 테카에너지를 이용하는 전기치료에 속합니다. 테카에너지의 주파수 대역보다 낮은 대역인 1Hz~1,000Hz까지의 주파수를 가지는 전류를 치료에 이용할 경우 '저주파치료', 1,000Hz~10,000Hz의 주파수를 가지는 전류를 이용할 경우 '중주파치료' (주로 4,000Hz가 많이 쓰임)로 구분할 수 있습니다. 저주파나 중주파전류를 신체에 적용할 경우, 생체열의 발생보다는 '감각자극'이나 '근육수축' 등의 역학적 효과가 주로 나타납니다.

　테카에너지의 주파수 대역보다 높은 대역의 주파수를 (10MHz 이상) 가지는 고주파전류는, '직접 신체에 사용할 경우' 표피층에 주로 작용하고, 침습적이어서 물리치료 용도로는 사용하기 부적합 합니다. 그럼에도 불구하고, 고주파치료와 단파치료, 극초단파치료가 고주파전류를 이용하는 동일한 계통의 치료법으로 오인되는 경우를 종종 볼 수 있습니다. 그러한 잘못된 인식은 고전적으로 의용전류를 구분할 때, 단파치료, 극초단파치료, 초음파치료 등을 고주파전류를 이용하는 심부열치료에 해당한다고 분류했던 것에서 비롯됩니다.

단파치료 Shortwave Diathermy는 10~100MHz의 주파수 범위를, 극초단파치료 Microwave Diathermy는 그보다 높은 300~3,000MHz의 주파수 범위를 치료에 이용합니다. 분명 주파수만 놓고 이야기 했을 때, 고주파 대역이 맞습니다. 하지만 단파치료는 특수한 전극이나 코일에 고주파 전류가 흐르면서 발생하는 전기장, 자기장을 이용합니다. 그 전자기장 내에 환부를 위치시키면 신체 내부에서 심부열이 발생하는 방식입니다. 극초단파치료는 전극이나 코일이 아닌 조사기를 이용합니다. 조사기를 통해 발생되는 전자기파가 인체를 투과하여 내부에 심부열을 발생시킵니다. 두 치료법은 고주파전류를 이용하는 특수한 장치가 전자기장이나 전자기파를 만들어 내고 이를 통해 인체에 심부열을 발생시키는 방법이지, 고주파전류를 신체에 직접 통전시키는 것이 아닙니다. 초음파치료 역시 0.5~5MHz의 고주파 대역을 이용합니다. 하지만 초음파치료는 말 그대로 고주파 대역의 음파, 기계적인 파동을 이용하여 심부열을 발생시키는 방식입니다. 역시 전류를 이용하는 치료법이 아닙니다. 이러한 치료법들은 신체 내에 생체열을 발생시키는 '심부투열치료'로서 그 목적은 테카테라피와 유사하나, 그 특징이나 적용방법 및 유효범위에 있어서는 아래와 같이 차이가 있습니다.

	테카테라피	단파치료	극초단파치료	초음파치료
물리적 인자	고주파전류	전자기장	전자기파	진동음파
주파수 대역	0.5~1MHz	10~100MHz	300~3,000MHz	0.5~5MHz
주요 주파수	0.5~0.6MHz	27.12MHz	915MHz / 2,450MHz	1MHz / 3MHz
사용 목적	심부투열 및 비열 효과	심부투열	심부투열	심부투열
유효 조직	지방, 근육, 뼈	지방, 근육	지방, 근육	근육, 뼈
치료사 관여도	고 관여 직접치료	저 관여 간접치료	저 관여 간접치료	직접치료

표 1. 테카테라피와 기타 심부투열치료의 비교

유효 발열 조직의 차원에서 볼때 각각의 심부투열치료법 마다 열이 발생하는 조직과 깊이는 각기 다릅니다. 하지만 CET와 RET를 동시에 사용하는 테카테라피는 아래 그림에서 볼 수 있는 것처럼 인체의 거의 모든 조직층에서 치료사가 의도하는 대로 심부열을 발생시키는 것이 가능합니다. 심부투열의 차원에서만 놓고 비교해 볼 때, 테카테라피의 치료적 범용성이 좋다고 말할 수 있습니다. 치료법 각각의 특징과 장단점이 있겠지만, 테카테라피는 다른 심부투열치료법들의 단점들은 최소화 시키고, 그 치료적 효과와 장점들은 최대한 살려 치료사가 자신의 의도에 맞게 자유자재로 이용할 수 있다는 점이 가장 큰 특징입니다.

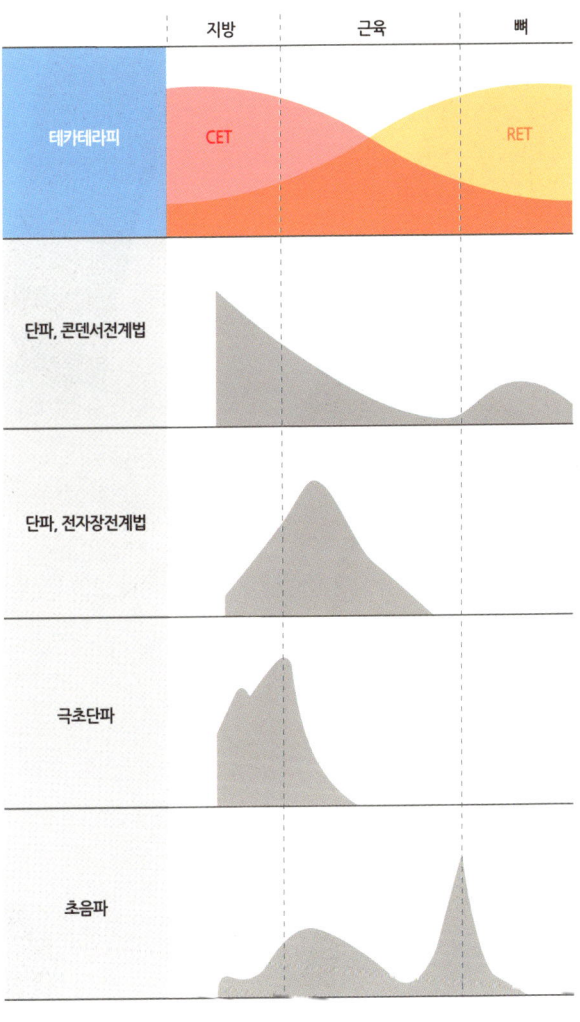

그림 13. 심부투열치료 별 온도곡선

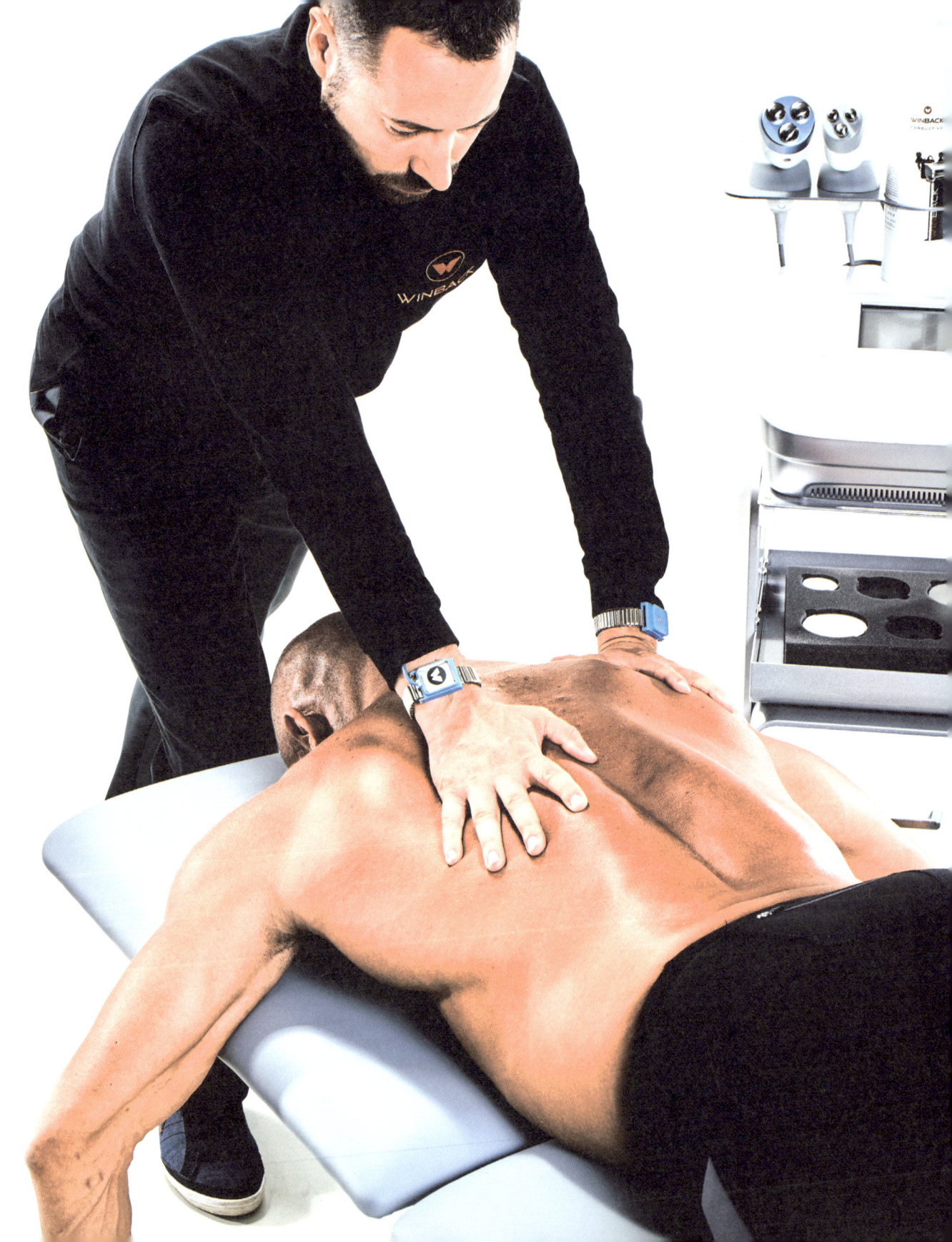

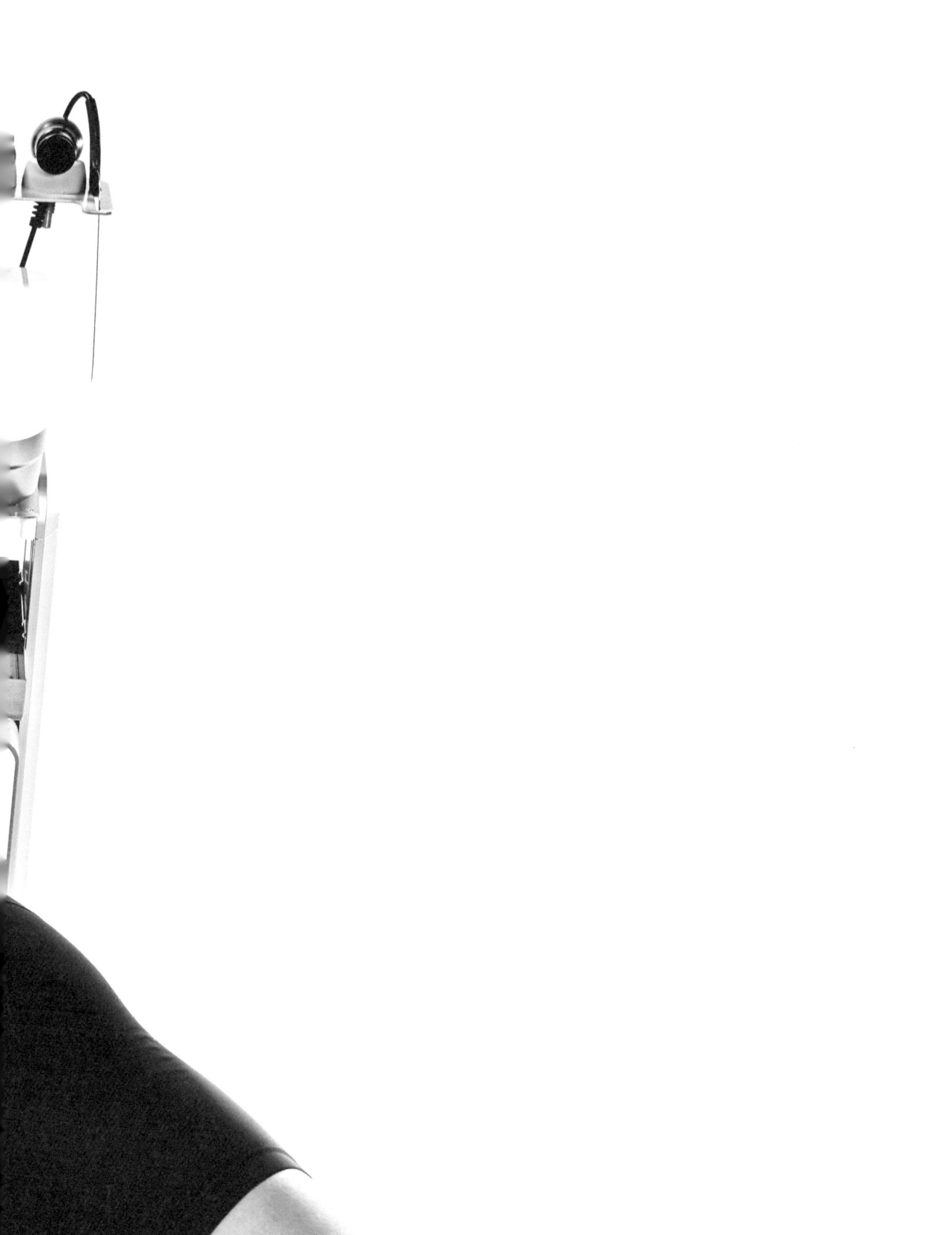

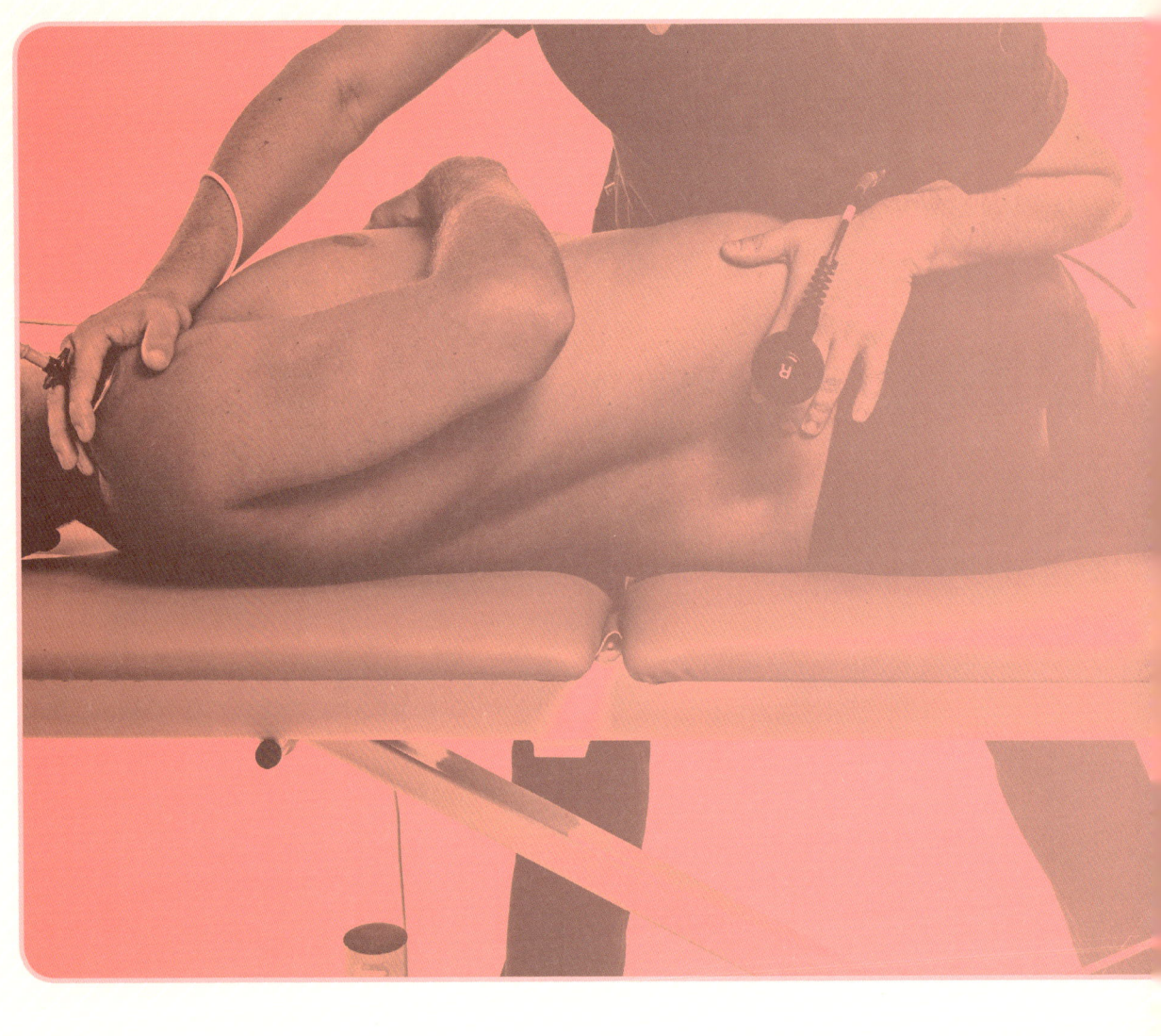

제3장

테카테라피의 기본

편안하고 효율적으로 테카테라피를 적용하기 위해서는 간단하지만 기억해야 할 원칙들이 있습니다. 처음 테카테라피를 시작할 때, 이러한 원칙들을 잘 이해하고 지키고자 노력한다면, 머지 않아 치료사의 치료테크닉에 테카에너지가 접목된 치료사 고유의 테카테라피가 만들어 질 것입니다. 치료하고자 하는 질환, 해당 부위, 원인을 파악하고 난 다음, 테카테라피를 적용할 때 처음으로 생각해야 할 것은 환자가 치료받는 자세입니다.

1 리턴플레이트의 위치와 환자의 자세

테카테라피를 적용하기 위해서는 리턴플레이트라는 넓은 전극판을 환자의 몸에 반드시 밀착시켜야 합니다. 리턴플레이트의 위치에 따라 환자의 자세와 치료부위에 제한이 가해지기 때문에, 환자의 어느 부위에 리턴플레이트를 위치시키고 어떤 자세를 취하게 하는 것이 효율적인지 고민할 필요가 있습니다.

일반적으로 리턴플레이트는 일렉트로드의 맞은편에 위치하는 것이 좋습니다. 환자의 허리 부위를 치료한다면 리턴플레이트를 복부 쪽에 위치시키고 엎드리게 한 다음 일렉트로드를 허리 부위에 접촉합니다. 반대로 복부 부위를 치료한다면 리턴플레이트는 등쪽에 위치 시키고, 환자를 눕게 합니다. 물론 리턴플레이트와 일렉트로드를 같은 평면 상에 위치시킬 수도 있지만, 기본 원칙은 리턴플레이트와 일렉트로드가 대면할 수 있게 위치시키는 것입니다.

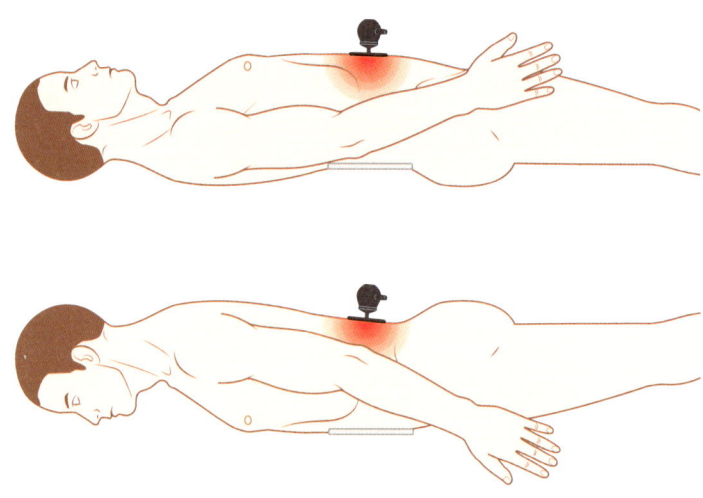

그림 14. 리턴플레이트와 일렉트로드 기본 위치

또한, 리턴플레이트는 신체에 넓게 안정적으로 밀착되어야 합니다. 치료 도중에 접촉이 떨어져서도 안 됩니다. 그런 이유로 환자의 배나 등이 리턴플레이트를 밀착시키는 위치로 선호되지만 치료하려는 부위나 환자의 상태에 따라 그 위치는 변경되어야 합니다. 테카테라피의 적용에 있어 리턴플레이트와 일렉트로드 사이의 거리도 중요하기 때문입니다. 리턴틀레이트와 일렉트로드 사이의 거리가 너무 멀면, 환자가 테카에너지의 작용을 느끼기까지 오랜 시간이 걸리므로 특별한 치료적 이유 때문이 아니라면 리턴플레이트와 일렉트로드 사이의 거리는 적당히 가까워야 합니다. 반대로 리턴플레이트와 일렉트로드 사이의 거리가 너무 가까우면 급격히 열이 발생하므로 환자의 불편함을 야기 할 수 있습니다.

    나아가 환자의 상태도 고려해야 합니다. 근육 조직의 경직도가 심하고 섬유화가 진행된 경우 해당 부위의 임피던스가 높아져 전류가 잘 흐르지 못할 수 있습니다. 이 경우, 치료하고자 하는 부위와 최대한 가깝게 리턴플레이트를 위치시킨 뒤 치료를 진행합니다. 한두 번의 치료 후에 해당 조직의 임피던스가 낮아지면 전류가 잘 흐르게 될 것입니다. (임피던스는 저항과는 개념이 약간 다른 용어로 '제4장. 테카테라피의 적용'에서 설명하도록 하겠습니다.) 그때부터 점차로 리턴플레이트를 정상적인 거리에 위치시키고 치료하면 됩니다. 주요 관절 부위의 치료에 따른 일반적인 리턴플레이트의 위치는 아래와 같습니다. 단, 이 위치들은 기본적인 가이드라인 일뿐, 절대적인 규칙은 아닙니다. 테카테라피가 익숙해 짐에 따라 더 효과적이고 목적에 맞는 방식으로 얼마든지 변형이 가능합니다.

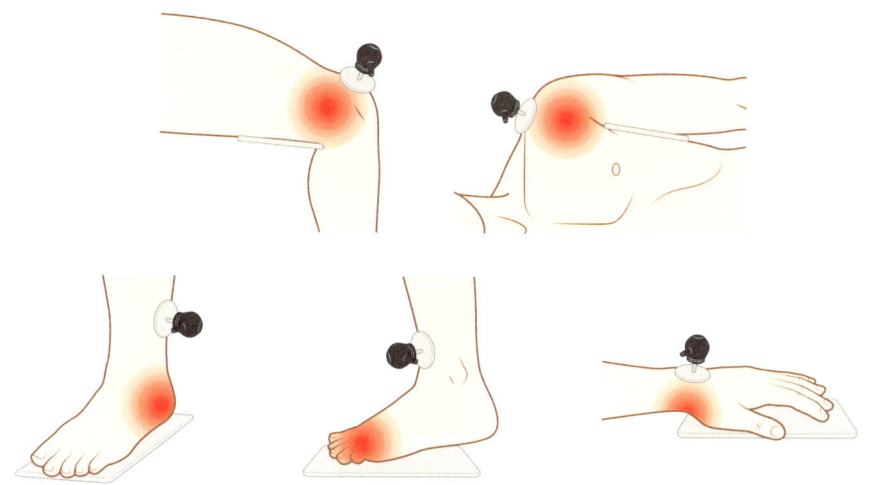

그림 15. 어깨, 무릎, 발목, 손목 치료 시 리턴플레이트의 위치 (RET의 경우)

2　일렉트로드의 선택

    환자의 자세를 정하고, 리턴플레이트를 적당한 부위에 밀착시킨 후에는 CET를 사용할 것인지 RET를 사용할 것인지 선택해야 합니다. 피부나, 근막, 근육 등 연부조직의 치료에는 CET를, 반대로 신체 깊은 곳의 힘줄, 인대, 뼈와 그것들로 이루어진 관절부위 등 경부조직의 치료에는 RET를 사용하는 것이 기본입니다.

특별한 이유가 없는 한 CET를 사용하여 치료하려는 부위의 통증을 경감시키고, 연관 근육 등을 먼저 이완시킨 다음, RET를 이용해 신체 깊은 곳에 있는 힘줄, 인대, 뼈 등을 치료하는 순서로 테카테라피가 진행됩니다. 치료 목적에 따라 CET나 RET의 사용 시간이 달라질 수는 있지만 CET 60% : RET 40%의 시간 비율로 사용하는 것이 일반적입니다.

또한, CET가 단일 근육 위주의 국소부위에 적용된다면, RET는 리턴플레이트와 일렉트로드 사이, 즉, 전류가 흐르는 경로에 해당하는 신체 부위 전체에 영향을 줄 수 있기에 '근육사슬' Muscle Chain 등을 염두에 두고 치료하는 경우 RET를 사용해야 합니다. 예를 들어, 환자의 특정 국소부위만을 치료하는 것이 아닌, 좌골신경통과 같이 허리 부위에서 통증이 퍼져나가 엉덩이, 다리에 이르기 까지 넓은 범위에서 증상이 나타나는 질환을 치료하는 경우 라면 RET의 사용은 필수적 입니다. 운동치료나 재활 운동 등에 테카테라피를 활용하는 경우에도 환자의 신체에 리턴플레이트와 일렉트로드를 고정시키고 테카에너지가 치료하려는 부위에 지속적으로 흐르게 해야 하므로 RET 방식을 사용합니다.

나아가 일렉트로드의 크기는 치료하고자 하는 부위의 면적이나 형태에 따라 달라집니다. 넓은 부위는 큰 일렉트로드를 이용하는 것이 편하고, 치료하고자 하는 부위가 좁다면 작은 일렉트로드를 이용해야 더 섬세하고 정교하게 적용할 수 있습니다. 치료하고자 하는 부위가 평평하다면 상관없지만, 얼굴이나 손, 발처럼 올록볼록하거나 입체적이라면 큰 일렉트로드를 이용하여 치료하기에는 한계가 있습니다.

테카테라피는 치료사가 가지고 있는 고유의 치료 스킬 및 치료 컨셉과 접목되어 시너지 효과를 낼 수 있어야 합니다. 치료사가 뜨거운 일렉트로드를 쉴새 없이 문지르며 힘에겨워 하는 모습은, 테카테라피가 지향하는 모습이 아닙니다. 테카테라피가 다시 주목을 받으면서, 치료사의 불편은 최소화 하고, 효과는 최대화하기 위해서 일반적인 일렉트로드 외에도 다양한 형태의 일렉트로드들이 개발되고 있습니다.

리턴플레이트와 일렉트로드가 하나의 몸체에 함께 포함되어 있는 '멀티폴라'라는 방식의 일렉트로드를 사용한다면 리턴플레이트를 사용하지 않고도 테카테라피가 가능하므로, 자유로운 자세에서 치료를 할 수 있습니다. 멀티폴라는 주로 피부, 근막 같은 천층에 주로 작용합니다. 그 외에 패브릭 재질로 만들어져 환자의 신체에 감거나 묶는 방식으로 적용할 수 있는 일렉트로드, 시계처럼 손목이나 발목에 채울 수 있는 일렉트로드 등은 테카테라피에 새로운 가능성을 제시해 줄 것입니다.

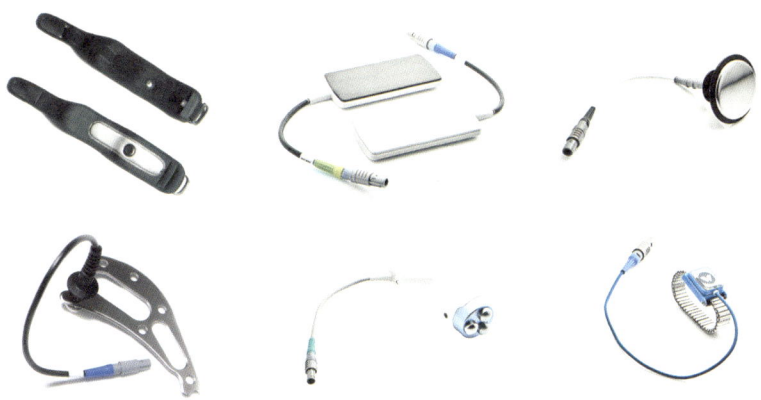

사진 4. 다양한 형태의 일렉트로드

3 주파수의 선택

  CET 혹은 RET 둘 중 하나의 통전방식을 선택했다면, 다음으로 주파수 대역을 선택합니다. 대부분의 장비에서 주파수는 고정이 되어 있어 주파수를 선택할 수는 없습니다. 하지만 요즈음 출시되는 테카테라피 장비는 주파수의 선택이 가능하여, 치료하고자 하는 조직의 깊이에 따라 주파수를 변화시킴으로써 더 효율적인 치료를 할 수 있습니다. 치료하고자 하는 부위가 피부, 근막층 이라면 1MHz 정도의 주파수가 적합합니다. 그 외 일반적인 근골격계 치료를 위한 주파수로는 앞에서 설명했듯이 500~600KHz가 적합합니다. 특수한 경우 300~400KHz의 주파수를 사용하면 조금 더 깊은 부위에 있는 조직의 치료도 수월해질 것입니다.

4 인텐서티 조절

  신체에서의 발열량을 높이기 위해서는 인텐서티 즉, 전류의 세기를 높여야 합니다. 저항이 일정할 경우, 인텐시티가 높아지면 발열량은 높아집니다. 발열량은 시간과도 관계가 있습니다 동일한 저항과 인텐서티일 경우, 적용 시간이 길어질수록 발열량이 높아집니다. 이러한 이유로 지음 치료를 시작하고 나서 환자가 열감을 느끼기 시작할 때까지 어느 정도의 시간이 필요합니다. 이 시간을 줄이기 위해서는 인텐서티를 높혀서 시작한 다음, 환자가 열감을 느끼기 시작할 때, 원하는 수준으로 인텐서티를 낮추어서 사용하면 됩니다. 환자의 신체 상태에 따라 다르지만, 치료의 시작은 보통 인텐서티 30~40%에서 시작한 후, 환자가 느끼는 열감과 치료 목적에 따라 인텐서티를 낮추거나 높이면서 적용합니다.

또한 주파수에 따라 테카에너지가 조직에 침투되는 깊이가 달라지므로, 환자가 느끼는 열감도 변한다는 것을 기억해야 합니다. 1~2MHz의 높은 대역 주파수를 사용할 경우, 인텐서티가 낮아도 환자는 피부에서 금방 열감을 느끼고 순식간에 뜨거움을 호소할 수 있습니다.

마지막으로 주의할 점은 같은 인텐서티라도 CET와 RET 통전방식에 따라 환자가 느끼는 열감은 다르다는 것 입니다. 신체에서 열감을 느끼는 감각세포가 모여있는 곳은 주로 피부와 가까운 천층입니다. 그러한 이유로 도자 밑 조직에서부터 열이 발생하여, 신체 내부로 퍼지는 방식의 CET는 열감이 빨리 느껴집니다. 반대로 심부에서 열이 발생하여 신체 외부를 향해 퍼지는 방식의 RET는 몸 속 깊은 곳부터 훈훈한 열감이 느껴지고, 피부에서는 한참 지난 후에야 열감을 느낄 수 있습니다. 그러므로 CET를 사용할 때 느껴지는 정도의 열감을 기대하고 RET를 적용한다면 조금 더 긴 시간 혹은 더 높은 인텐서티를 선택할 필요가 있습니다. 다만 RET 일렉트로드 자체에서 뜨거움이 느껴질 정도로 인텐서티를 높이면, 플레이트에서도 열감이 느껴질 것이고, 신체 내부의 온도는 상당히 높은 정도까지 올라가 있을 수 있습니다. 이 경우, 신체 내부 조직에 화상을 입을 수도 있다는 점을 주의해야 합니다.

5 일렉트로드 적용법 및 주의사항

인텐서티를 선택했으면 적당량의 컨덕티브 크림을 일렉트로드에 도포한 후, 환부에 일렉트로드를 접촉시키면서 치료를 시작합니다. 컨덕티브 크림은 기기 마다의 특성을 반영한 전용 크림을 사용하는 것이 좋지만, 그렇지 않을 경우라도, 사용 중 크림이 물처럼 녹아 흐르는 종류의 크림은 절대 사용하면 안됩니다. 일렉트로드를 환부에 접촉시킬 때에는 일렉트로드의 모든 면이 환부에 완벽히 밀착될 수 있도록 수평으로 접촉시켜 줍니다. 만일 치료 중에, 일렉트로드가 사선으로 기울어져 닿거나 환부에서 떨어지게 되면, 접촉 면적이 좁아지면서 갑자기 온도가 올라갈 수 있습니다. 일렉트로드를 사용할 때는 항상 완전히 밀착시킨 채 움직이고, 치료를 멈출 때는 환부에서 일렉트로드를 완전히 떼는 것이 기본입니다. 일렉트로드를 밀착시키기 위해 과도한 힘을 사용할 필요는 없습니다. 밀착된 일렉트로드가 떨어지지 않을 정도의 힘으로 가볍게 손잡이를 쥔 채 최대한 편안하게 치료를 하는 것이 좋습니다.

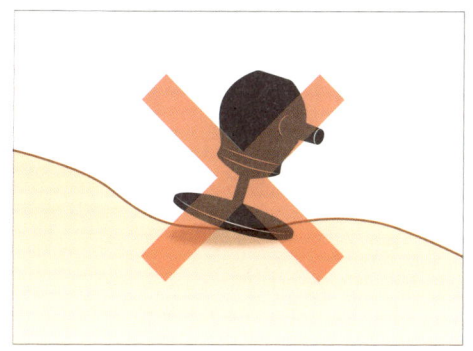 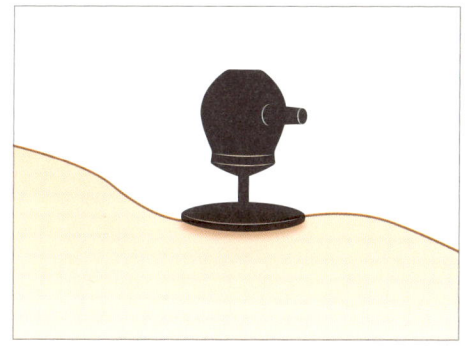

그림 16. 올바른 일렉트로드 접촉법

일렉트로드를 신체에 접촉시킨 채, 문지르는 것을 '러빙' Rubbing이라고 합니다. 러빙 방식은 작은 원을 그리면서 일렉트로드 지름의 반 정도 거리 만큼씩 천천히 이동하는 것을 기본으로 합니다. 원을 그리는 속도는 1초에 한 바퀴 정도가 적당하고, 절대 멈추어 있으면 안됩니다. 이러한 러빙 방식은 3~4단계 정도의 뜨거운 열감을 주로 이용하는 에스테틱에서 많이 사용하는 방식으로서, 참고하는 것은 좋지만, 그러한 방식에 얽매여 치료의 포인트를 놓칠 필요는 없습니다. 근골격계 치료를 위한 테카테라피에서는 주로 근육의 결을 따라 기시와 정지 사이를 왕복하듯이 일렉트로드를 움직입니다. 물론 트리거포인트를 이완시키는 것처럼 특별한 경우에는 원을 그리는 방식으로 움직이는 것도 좋습니다.

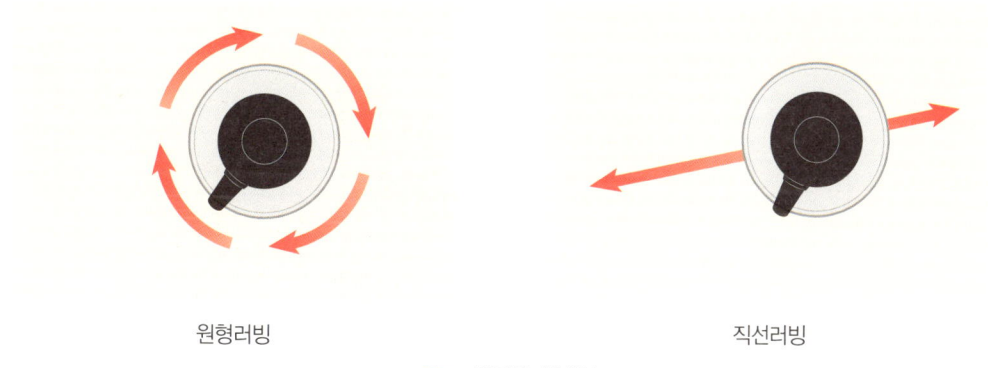

원형러빙   직선러빙

그림 17. 기본적인 러빙 방식

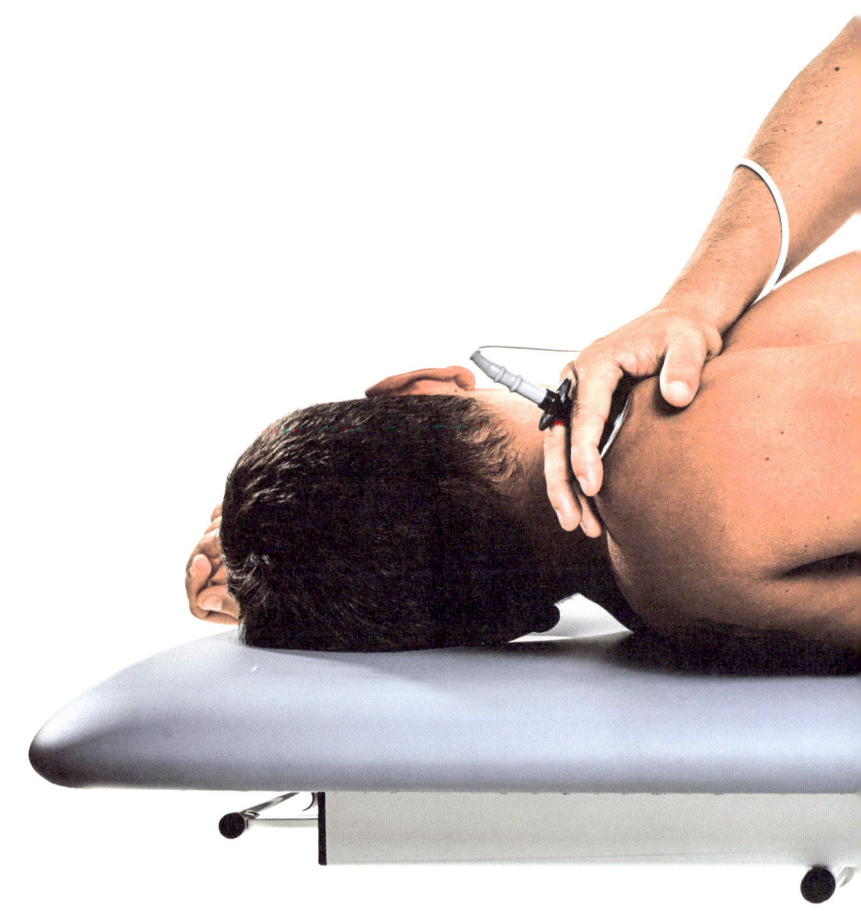

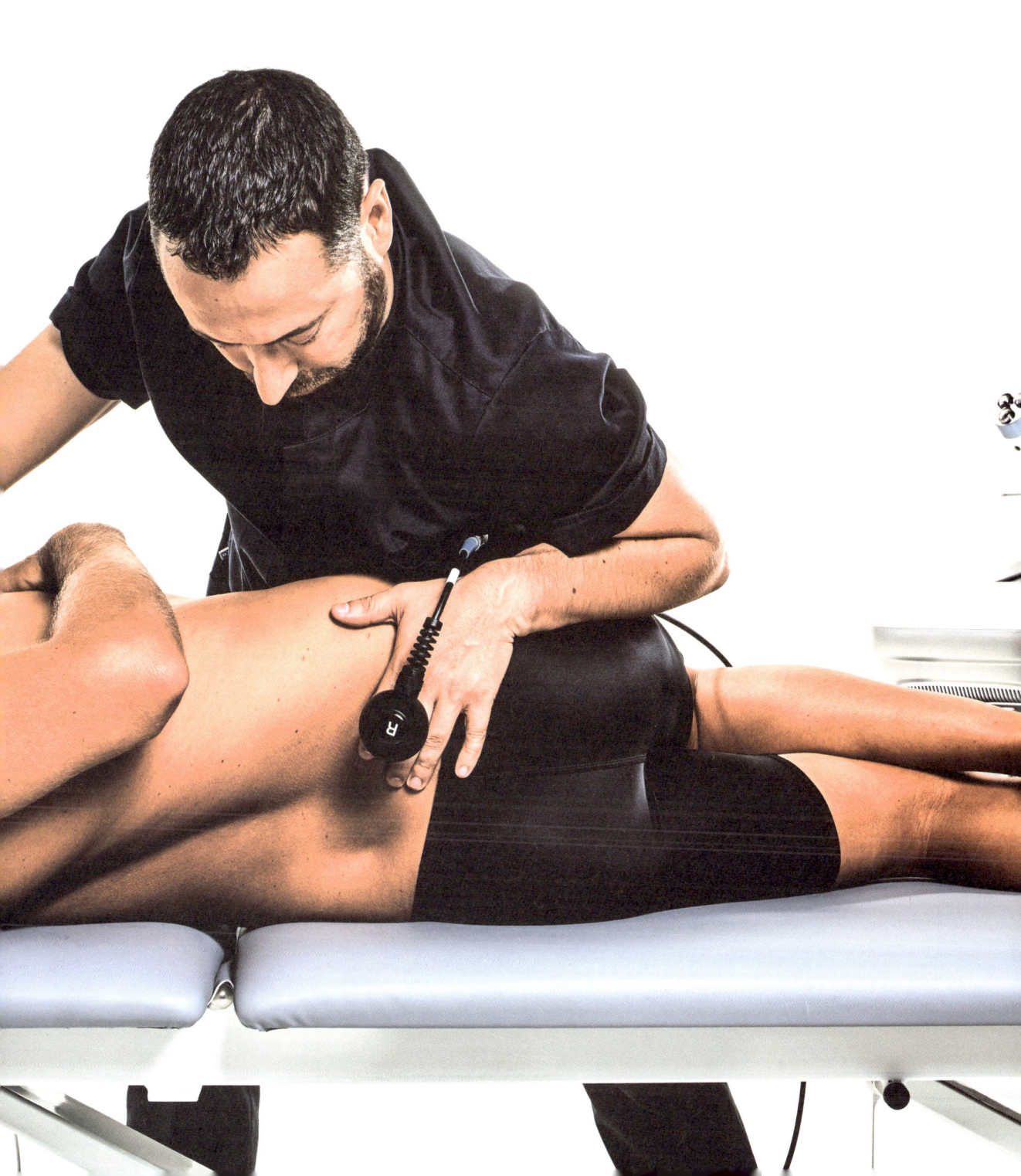

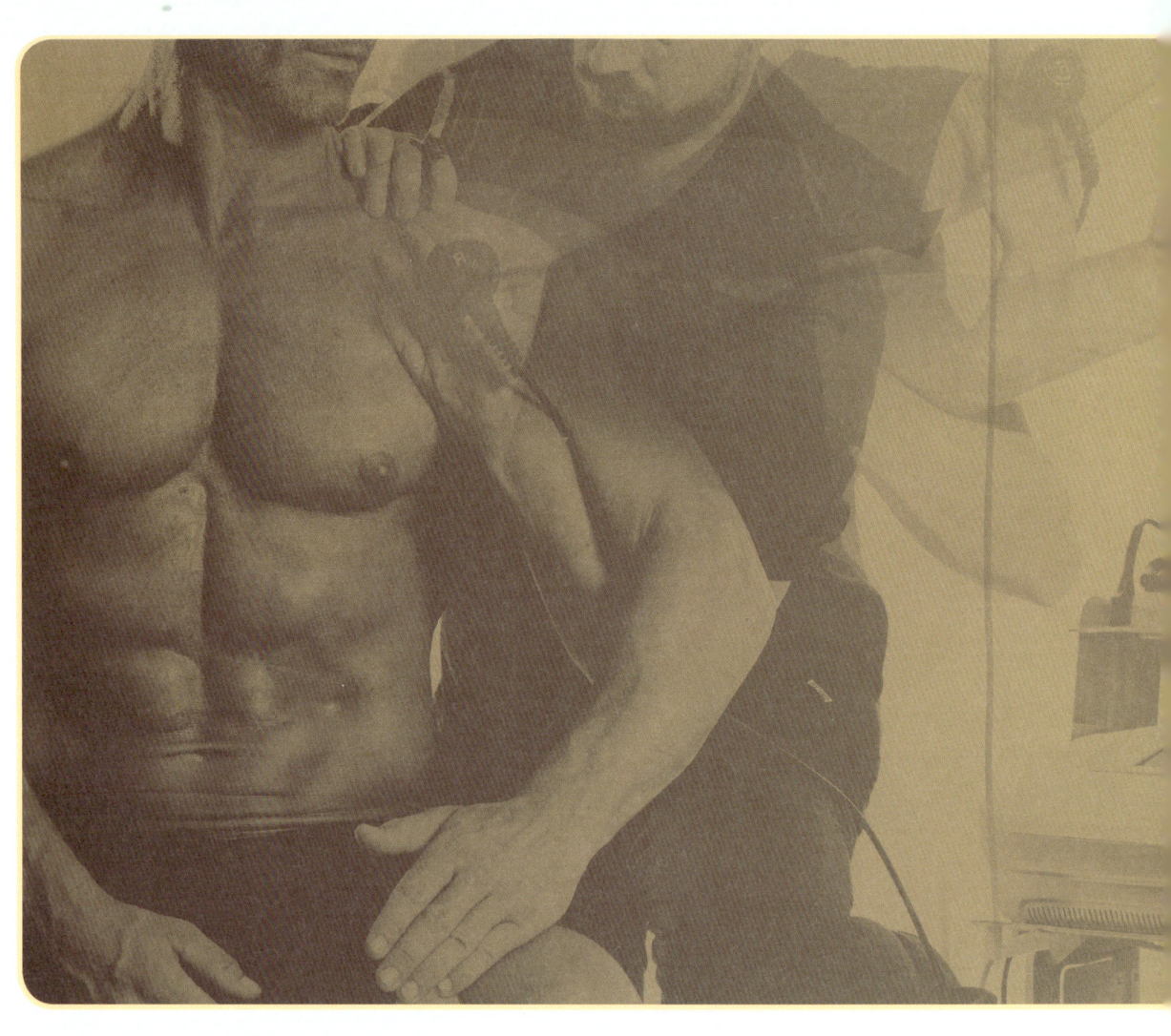

제4장

테카테라피의 적용

지금까지 테카테라피의 역사와 배경, 원리 등을 시작으로 그 치료기전, 기본적인 사용법에 이르기까지 테카테라피를 시작하기 전에 꼭 알아야 할 내용들을 설명하였습니다. 제4장에서는 실제로 테카테라피는 어떻게 적용하는 것인지, 적응증은 무엇이고 사용시 주의사항은 무엇인지 구체적으로 살펴보겠습니다. 또한 이 장의 마지막 부분에는 치료사들이 흔히 하는 질문들과 그에 대한 답변들을 모아서 정리하였습니다.

1 기본 프로토콜

테카테라피는 기본적으로 'CET ⇨ RET ⇨ Cool Down'의 치료 순서를 따릅니다. 이 순서는 유럽의 치료사들이 일반적으로 시행하고 있는 프로토콜로서 그대로 따라 해도 좋지만, 치료사의 목적과 의도에 따라 확장시키거나 변형할 수 있습니다. 처음 테카테라피를 시작할 때에는 기본 프로토콜이 가지는 의미를 깊이 생각해 보면서 그대로 적용해 보는 것만으로도, 테카테라피 스킬을 업그레이드 하는데 많은 도움이 될 것 입니다.

1) 왜 CET를 처음에 사용할까?

CET는 일반적으로 특정 신체 부위의 '임피던스'를 낮춰주는 역할을 합니다. '임피던스'란 '온저항'이라고도 하며 교류전류에 있어 전류를 잘 흐르지 못하게 방해하는 성질을 말합니다. 임피던스가 낮으면 전류가 잘 흐르고, 임피던스가 높으면 전류가 잘 흐르지 못합니다. 이는 테카에너지의 열효과를 설명할 때 이야기한 '저항'과는 다른 개념이므로 주의해야 합니다. 간단히 말해 저항은 물질이 자체적으로 가지고 있는 절대적인 성질이고, 임피던스는 외부적 상황(온도, 주파수, 수분함유 등)에 의해 변할 수 있는 값입니다. 저항이 같은 근육조직이라도 그 온도, 경직도, 긴장도, 혈류량 등에 따라 임피던스가 달라지는 것입니다. 신체의 임피던스가 낮아야 테카에너지가 잘 흐르고, 그것을 통해 얻고자 하는 테카테라피의 효과를 얻을 수가 있습니다. CET를 통해 신체 외부를 감싸고 있는 피부, 근육층의 임피던스를 먼저 낮추어야, RET를 이용한 힘줄, 인대, 관절 치료가 더 수월해 질 것입니다.

일반적인 근골격계 치료의 목적이 손상된 조직의 치유, 통증의 완화, 잃어버린 기능의 회복이라고 이야기 해도 큰 무리는 없을 것입니다. 사고나 부상으로 인한 외상이나 수술 후의 치료라면 손상된 조직의 치유가 우선시 되겠지만, 만성적인 근골격계 질환이라면 무엇보다 통증을 먼저 해결하는 것이 목적이 될 것입니다. 대부분의 통증은 주로 피부, 근육 등의 연부조직 내에 분포하는 통각수용체에 가해진 자극을 통해 느껴집니다. 먼저 CET를 이용해 피부, 근막, 근육층에 테카에너지를 적용함으로써, 조직의 이완과 함께 통증 완화 효과를 얻을 수 있습니다. 치료하고자 하는 신체 부위의 임피던스를 낮추고, 1차적으로 통증을 완화시키는 것이 CET로 테카테라피를 시작하는 이유입니다. CET는 전체 치료시간의 50~60%를 차지하는 것이 일반적입니다.

2) 관절치료와 기능회복을 위한 RET

CET를 이용해 통증을 완화시키고, 전체적인 임피던스를 낮춘 다음에는 기능의 회복을 위한 조치가 필요합니다. 기능이라 함은 근육의 수축과 이완을 기본으로 한 움직임, 동작과 관련이 있으므로, 힘줄이나 인대, 관절 같은 경부조직 혹은 몇 개의 근육이 연결된 라인 개념인 근육사슬을 포괄할 수 있는 치료적 접근이 필요합니다. 이를 위해 필요한 것이 RET 입니다. RET는 그 적용과 활용에 있어 다양한 방식으로 변형이 가능합니다. 테카테라피가 치료사 고유의 치료테크닉 (도수 매뉴얼 치료, 운동치료, 스트레칭 등)과 자유자재로 결합되어 사용될 수 있다는 것은 기본적으로 RET가 있기 때문에 가능한 이야기 입니다. RET를 이용할 경우, 환부에 일렉트로드와 리턴플레이트를 모두 부착시킨 채 치료사는 다른 도구를 이용해서 치료하거나 자유롭게 자신의 수기테크닉으로 환자를 치료할 수 있고, 스트레칭, MET 등의 치료적 운동기법과 함께 접목하는 등의 치료적 확장이 가능해 집니다. 또는 아무 조치 없이 환부에 테카에너지만 흐르게 하는 방식으로 접근하는 패시브치료도 가능해 집니다. RET를 이용한 치료는 전체 치료시간의 30~40%를 차지합니다.

3) 쿨 다운 Cool Dwon

그 다음은 '쿨 다운' Cool Down 단계 입니다. 유럽에서는 테카테라피 프로토콜의 마지막 단계로 쿨 다운 Cool Down을 포함합니다. 쿨 다운 Cool Down은 말 그대로 가볍게 식혀주고 마무리 해주는 의미로 사용되고, 운동에 있어 정리운동 단계와 유사합니다. 쿨 다운 Cool-Down 단계에서는 CET를 이용하고, 인텐서티 10%, 심부열이 발생하지 않는 상태로 환부를 부드럽게 러빙해 줍니다. 테카에너지의 효과로 활성화된 대사과정과 혈류의 흐름 등은 최대한 유지하면서, 조직의 온도는 일상적인 체온 수준으로 돌아오도록 도와주는 것이 목적입니다. 쿨 다운은 소위 말하는 '반발효과' Rebound Effect를 예방하기 위한 조치로, 테카테라피 이후의 조직 피로도를 빠르게 낮춰주어 궁극적으로 치료효과를 더 높여주고, 심부열로 인해 신체 조직이 이완된 상태로 귀가하다 환자에게 발생할 수 있는 부상이나 손상을 방지하는 의미도 있습니다.

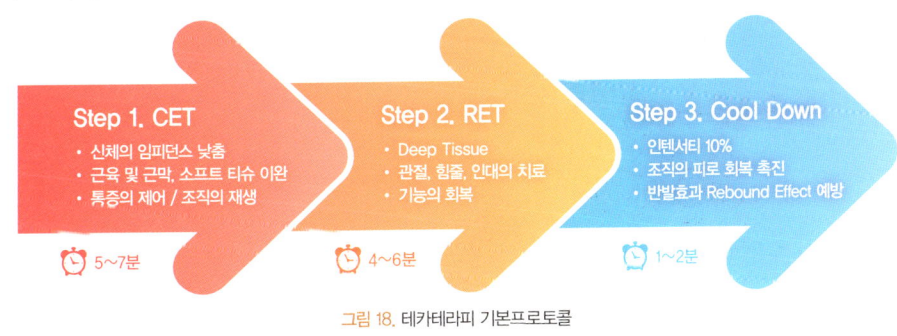

그림 18. 테카테라피 기본프로토콜

2 테카테라피의 진화

테카테라피는 기술의 발전과 함께 치료사가 사용하기 더욱 편리하고 안전한 방향으로 진화하고 있습니다. 또한, 다양한 액세서리들이 개발, 보급됨으로써 치료사 고유의 테크닉과 테카에너지가 결합되어 강력한 시너지 효과를 발휘하는 것이 가능하게 되었습니다. 테카테라피에 사용되는 액세서리들은 기존의 일렉트로드가 다양한 형태로 변형된 것입니다. 이러한 액세서리들이 다양하게 활용되는 치료방식들을 살펴보도록 하겠습니다. 해당 치료방식들은 프랑스 테카테라피 장비, WINBACK BACK3SE에서 사용하는 액세서리 및 적용방식들을 사례로 설명합니다.

1) TECAR 1.0, Mobile and Fixed

테카 1.0은 가장 오래되고 일반적으로 알려진 적용방식입니다. 리턴플레이트는 신체의 안정적인 부위에 밀착시키고, 일렉트로드로 환부를 문지르면서 치료합니다. 이러한 방식은 일반적인 고주파치료의 적용방식과 같습니다. 테카 1.0은 치료 목적에 따라 여러가지 변화가 가능합니다. 일렉트로드로 접촉하여 러빙하기에 곤란한 부위는 치료사의 손을 통해 테카에너지를 전달하면서 치료사의 손가락을 일렉트로드처럼 사용할 수 있습니다. 이러한 형태의 변형은 마이백 Myback이라고 합니다. 또한, 기존의 일렉트로드 대신 블레이드 형태의 일렉트로드로 교체하여 '근막이완'에 이용할 수도 있습니다.

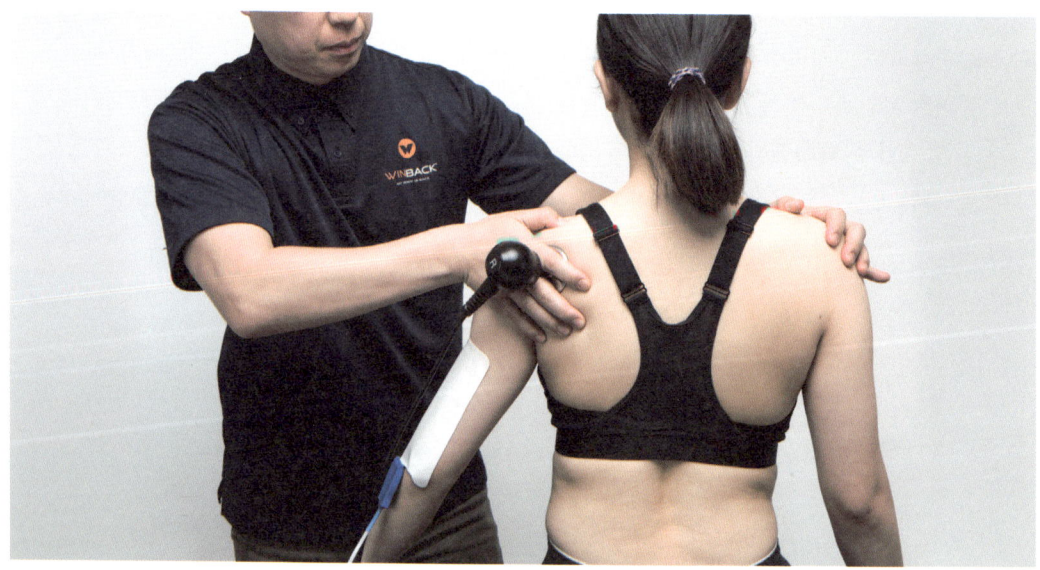

사진 5. 테카 1.0, 고정 리턴플레이트와 모바일 일렉트로드

반대로 리턴플레이트에 변화를 줄 수도 있습니다. 일반적인 방식의 스테인레스 리턴플레이트는 평면이어서 신체의 굴곡진 부위에 밀착시키기 힘들 때가 있습니다. 이런 경우, 잘 휘어지는 고무재질로 된 리턴플레이트를 이용하면 편리합니다. 또한, 접착식 리턴플레이트를 사용하면 환자가 앉거나 눕는 등 자세의 제한이 없이 치료를 받을 수 있어, 동적이고 창의적인 적용이 가능해 집니다.

2) TECAR 2.0, Dual Fixed

일렉트로드와 리턴플레이트를 모두 환자의 신체에 고정시켜놓고 적용하는 방식을 테카 2.0 이라고 합니다. 일렉트로드와 리턴플레이트는 각각 신체에 부착하거나, 묶을 수 있는 형태로 변형된 것을 사용합니다. 이 방식에서 치료사는 두 손이 모두 자유로운 상태로 자신의 치료테크닉을 마음껏 발휘 할 수 있습니다. 나아가 스트레칭, 액티브한 엑서사이즈까지 그 활용범위를 확장시킬 수 있습니다.

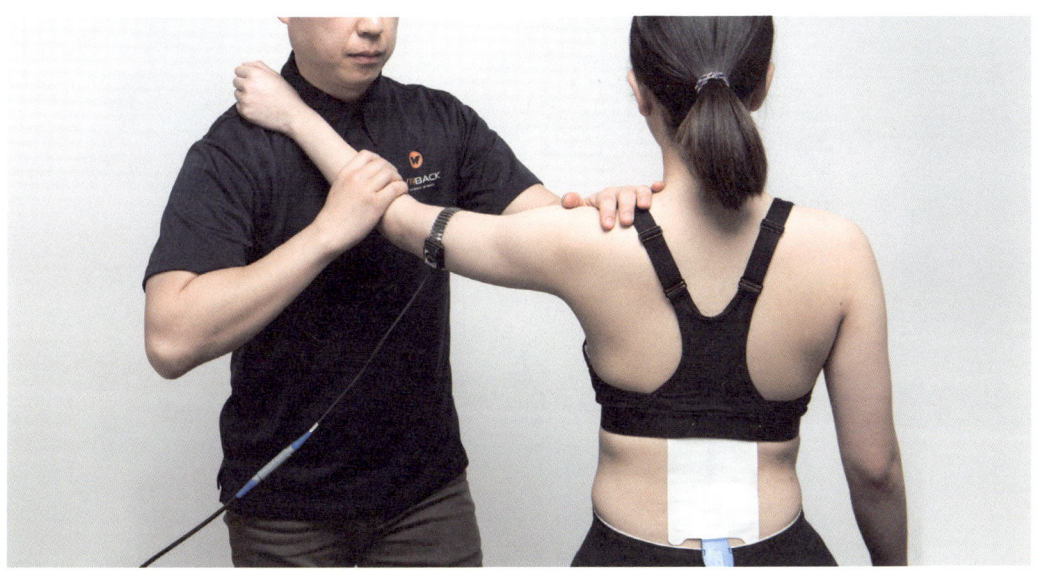

사진 6. 테카 2.0, 치료사 Hands Free

3) TECAR 3.0, Dual Mobile

테카 2.0과는 반대로 일렉트로드와 리턴플레이트 두 개의 액세서리 모두를 치료사의 손에 쥐고서 치료하는 방식입니다. 이 방식은 RET를 이용한 관절부위의 치료에 탁월한 방식으로서 테카에너지를 치료사의 두 손 안에서 자유자재로 운용할 수 있습니다. RET를 이용하여 관절 및 관절을 둘러싼 힘줄이나 인대 등을 치료하기 위해서는 리턴플레이트와 일렉트로드가 서로 마주 보게 위치하고 그 사이에 해당 관절 부위가 오게 세팅 하는 것이 일반적입니다. 그러나 실제 임상에서 이러한 세팅은 제약이 많고 번거롭기 때문에, 처음 CET를 적용할 때 세팅한 리턴플레이트의 위치를 바꾸지 않고, 그대로 RET를 적용하는 경우가 많습니다. 하지만 리턴플레이트를 손에 쥐고 사용할 수 있는 형태로 변형시키면, 치료사가 한 손에는 일렉트로드, 또 다른 한 손에는 리턴플레이트를 쥐고 다양한 각도, 다양한 위치, 다양한 자세에서 관절 내부 및 그 주변부에 입체적으로 테카에너지를 적용시킬 수 있습니다. 또한, 관절의 동작 Movement을 유도하면서 치료하는 액티브한 접근이 가능해져 더 나은 효과를 기대할 수 있습니다.

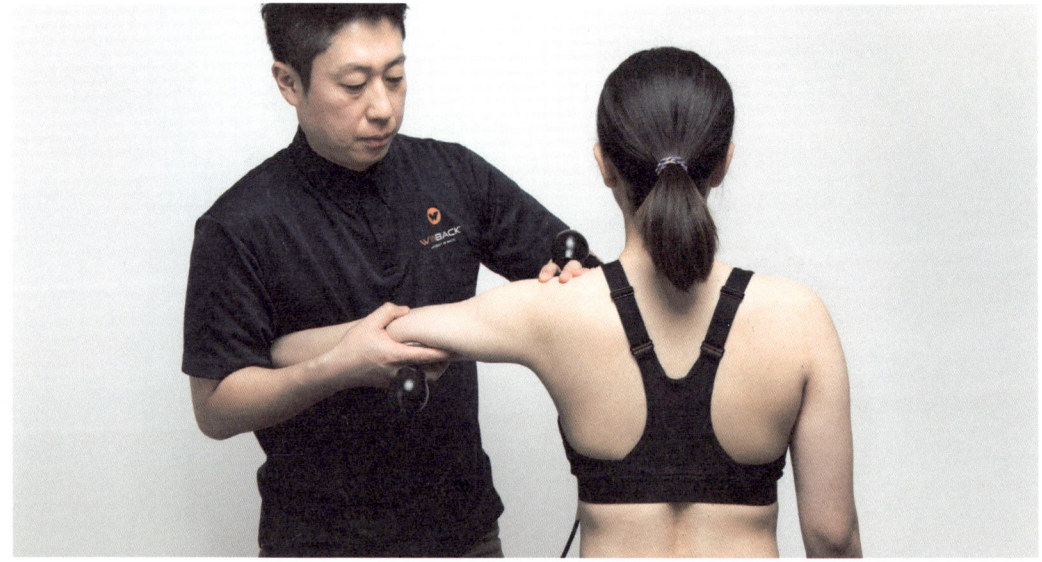

사진 7. 테카 3.0, 듀얼 모바일 일렉트로드

4) TECAR 4.0, Multi Polar

멀티폴라라는 형태의 액세서리를 이용하면 리턴플레이트와 별도의 일렉트로드를 사용하지 않고도 치료가 가능합니다.

멀티폴라는 리턴플레이트와 일렉트로드가 하나의 몸체 안에 함께 포함되어 있어 좁은 신체부위, 얕은 신체조직에 효과적으로 테카에너지를 전달합니다. 손목, 팔꿈치, 발목, 족저근막, 턱관절과 같이 부위가 좁고, 신체의 얕은 층에 위치하는 조직을 치료하는 경우 멀티폴라를 이용한 테카 4.0을 활용하면 편리합니다.

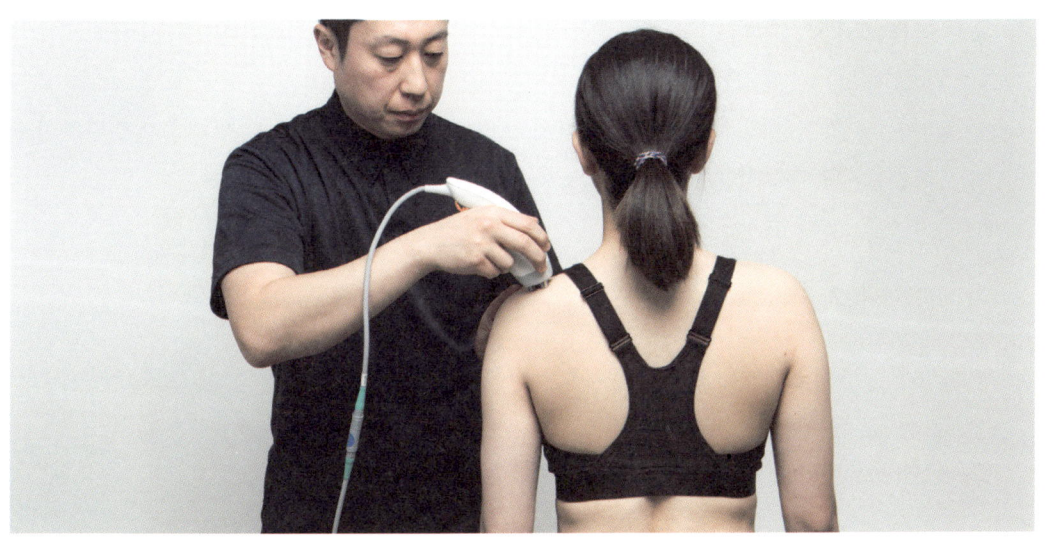

사진 8. 테카 4.0. 멀티폴라

위에서 설명한 다섯 가지의 적용방식 외에도 다양한 적용방식들이 계속 개발되고 있습니다. 단순히 액세서리의 형태를 변형 시키는 방법 외에도 주파수를 바꾸거나, 다른 파형의 전류를 추가하는 방식으로 테카에너지에 변화를 주는 시도들도 이어지고 있습니다. 기존 방식의 불편함과 단점은 최소화 시키고, 임상 현장에서 요구되는 치료사들의 니즈 Needs는 적극 반영되는 상황에서 앞으로도 테카테라피의 치료적 확장 가능성은 무한하다고 보여집니다.

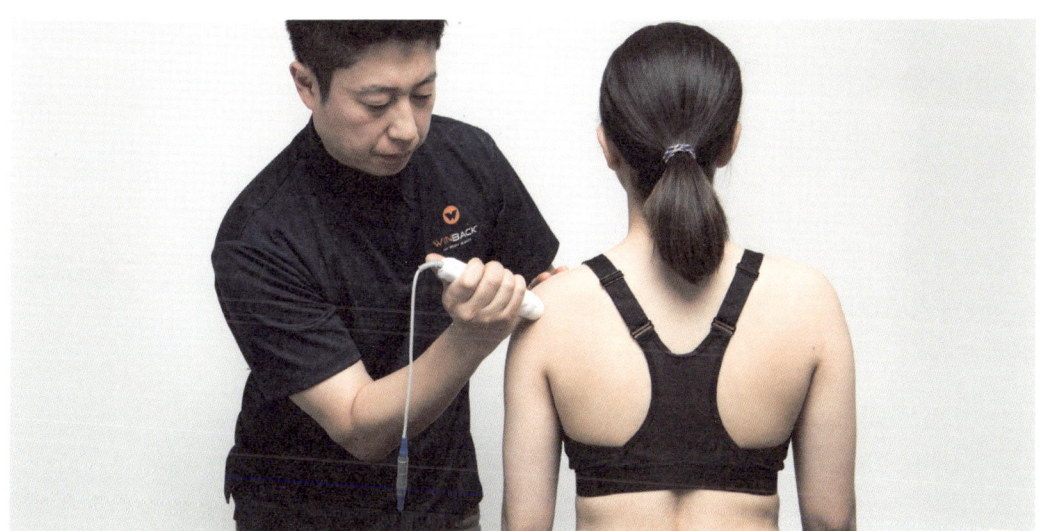

사진 9. 테카 6.0. 집속형 테카에너지 모듈

3 적응증 및 금기사항

테카테라피는 다양한 신체 부위 및 질환의 급성 및 만성, 수술 후 회복촉진부터 재활까지 다양한 단계에 적용이 가능합니다. 대표적인 적응증은 아래와 같습니다.

- **Traumatology** : 외상 (구축, 근육손상, 인대손상, 염좌, 활액막염, 활액낭염)
- **Rheumatology** : 류머티스, 관절통, 퇴행성 관절질환, 관절염
- **Pain** : 목, 허리, 팔, 다리, 어깨 등 사지, 관절의 통증
- **Phlebology** : 림프절 배출, 순환문제
- **Sport Rehabilitation** : 경기 전 컨디셔닝 및 경기 후 빠른 회복

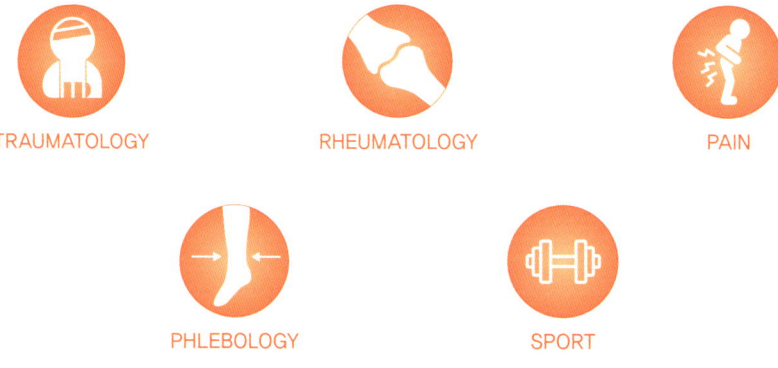

그림 20. 테카테라피 적응증

반면 테카테라피 적용 시 주의해야 할 사항들은 다음과 같습니다. 일반적인 전기치료의 금기사항들과 유사한 내용이므로 숙지해 둘 필요가 있습니다.

- 코팅이 벗겨지거나, 흠집이 생긴 CET 도자는 절대 사용해서는 안됩니다.
- 임신중인 여성환자에게는 사용할 수 없습니다.
- 지혈기전의 이상 및 '출혈성소인'을 가진 환자 (혈우병인 환자)에게는 사용할 수 없습니다.

- 열감 및 뜨거움에 무감각한 환자의 경우, 사용시 주의해야 합니다.
- 치료중인 고혈압 환자에게 사용시 주의를 요합니다.
- 저혈압 환자에게 높은 온도의 치료는 주의를 요합니다.
- 화상 및 화상 후의 치료에 사용할 수 없습니다.
- 혈전 정맥염 환자에게는 사용할 수 없습니다.
- 원인의 파악이나 진단이 내려지지 않은 통증에 대한 사용은 피합니다.
- 치료하고자 하는 부위에 암 병변 등이 있는 경우 사용하지 않습니다.
- 심각한 전염병 보균자로 추정되는 환자에게는 사용하지 않습니다.
- 일반적으로 열이나 발열을 억제해야 하는 병으로 판단되는 경우, 사용하지 않습니다.
- 어린아이의 경우, 성장이 끝날 때까지 성장판이나 그 주변에 사용하는 것을 금합니다.
- 눈이나 두뇌, 고환, 난소, 종양, 결핵 등을 치료하기 위해서 사용하는 것을 금합니다.
- 출혈, 연조직의 화농성 고름, 뼈나 관절의 급성염증 등에 사용하는 것을 금합니다.
- 음주 한 환자에게 사용할 수 없습니다.
- 심박조율기 Pace Maker, 인슐린펌프 Insulin Pump, 신경자극기 Neurostimulation device 등을 체내에 이식한 환자에게는 사용할 수 없습니다. 특히, 신경자극기 Neurostimulation device를 체내에 이식하고 있는 환자에게 절대 테카테라피를 적용해서는 안됩니다. 테카테라피를 적용할 때 발생한 열에너지가 이식된 '신경자극기'의 오작동을 유도하여, 환자에게 심각한 부상, 손상 및 사망을 초래할 수 있습니다. 이는 이식된 '신경자극기'가 꺼져 있는 경우에도 마찬가지이므로, 특별한 주의를 요합니다.

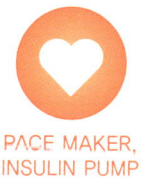
PACE MAKER, INSULIN PUMP

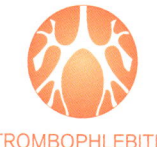
TROMBOPHLEBITIS

PREGNANCY

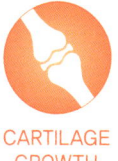
CARTILAGE GROWTH

WARM INSENSITIVITY

CANCER

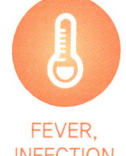
FEVER, INFECTION

그림 21. 테카테라피 금기증

4 FAQ, 자주 묻는 질문

테카테라피 적용 시 치료사들이 흔히 하는 질문들과 그 답변들을 정리했습니다. 실제 임상 현장에서 도움이 되는 유익한 내용들이므로 지나치지 말고 꼭 한번 읽어 보는 것이 좋습니다.

Q1. 치료시간은 보통 어느 정도 인가요?

A1. 일반적으로 한 세션 당 10~20분의 시간이 권장됩니다. 환자의 상태에 따라 더 긴 시간 동안 치료하는 것도 가능합니다. 하지만 이 경우에도 20분 이상 같은 부위를 지속적으로 치료하는 것 보다는 한 세션이 끝난 후, 환자가 따뜻한 생수를 한잔 마시면서 쉴 수 있는 시간을 주는 것이 좋습니다. 첫 번째 세션의 시간만큼 휴식을 취한 후, 두 번째 세션을 진행하면 더욱 효과적입니다.

Q2. 테카테라피 적용 시, 온도는 어느 정도 까지 올라가나요?

A2. 치료받는 부위에 따라 온도는 약 40~45°C 까지 상승합니다. 다만 심부에서의 온도는 표면에서의 온도보다 낮고, 환자의 신체 조정, 체성분, 혈액 순환 등에 따라 차이가 있습니다. 또한 CET를 사용하는지 RET를 사용하는지에 따라서도 온도 상승 정도에 차이가 발생합니다.

Q3. 인공관절이나 보철을 체내에 삽입한 환자에게도 사용이 가능한가요?

A3. 테카에너지는 원칙적으로 생체조직에만 영향을 줍니다. 신체 내부에 삽입된 인공관절이나 보철 등엔 영향을 주지 않으므로 사용이 가능합니다. 이미 신체 내부에서 조직과 완전히 결합되어 있으므로, 스파크나 화상의 위험도 없습니다. 다만 환자에 따라 시술 부위에 미세한 간지러움을 호소하는 경우가 있으니, 참고하는 것이 좋습니다.

Q4. 환자에게 처음 테카테라피 적용 시, 치료 후 통증을 더 호소하거나, 통증이 나타났다 사라지는 증상이 반복되는 경우가 있습니다. 정상적인 현상인가요?

A4. 처음부터 너무 높은 온도로 치료한 경우, 이러한 증상이 생기기도 합니다. 하지만 곧 저절로 사라지는 증상이므로 걱정할 필요 없습니다. 이러한 경우, 인텐서티를 낮추서 열감이 없거나 매우 낮은 상태인 비열단계 Athermy로 2~3회 정도 치료를 한 후, 환자의 신체가 심부열 치료에 익숙해 지면 원하는 온도로 치료할 수 있습니다. 또한 치료 시 인텐서티 60% 이상의 열감은 오히려 통증조절 효과를 반감시킬 수 있다는 점도 염두에 둬야 합니다.

Q5. 치료 후에 환자의 몸에 울긋불긋한 발진 같은 것이 생겼습니다. 부작용 인가요?

A5. 간혹 컨덕티브 크림 알레르기가 발생하는 환자들이 있습니다. 환자의 피부가 민감한 경우 발생할 수 있는 증상으로 걱정할 필요가 없습니다. 다만, 동일한 증상이 반복되어 환자가 불편함을 호소할 경우, 대체할 만한 다른 치료법을 생각해 보는 것이 좋습니다.

Q6. 치료 중 비정상적으로 온도가 올라가는 부위가 있는데, 왜 그런가요?

A6. 신체 조직 내 혈관을 통해 지속적으로 유입되는 혈액의 흐름은 신체 내부의 온도를 일정하게 유지시켜주는 역할을 합니다. (항상성 유지 기능) 이런 기능이 정상적으로 이루어지는 신체 부위는 온도가 일정하게 상승합니다. 하지만 혈관화 Vascularization가 잘 이루어지지 않은 조직, 예를 들면 경직된 근육, 섬유화된 조직, 염증 부위, 부종(수종) 등은 이러한 기능이 원활하지 않아 온도가 급격하게 올라가거나 반대로 온도가 잘 올라가지 않을 수 있습니다.

Q7. 치료 중 손에서 경미한 SPARK를 느낄 때가 있습니다. 이유가 뭔가요?

A7. RET 사용시 환자의 신체에 흐르는 전류 중 극히 일부는 다른 곳으로 전달 될 수 있습니다. 이때 치료사가 환자의 신체와 접촉되는 지점이 좁거나 불완전하면, 그 소량의 전류가 해당 지점으로 집중됩니다. 이러한 전류의 집중이 불편한 느낌을 만들어 냅니다. 해결방법은 간단합니다. 환자의 몸에 손을 닿을 때에는 완전한 접촉 Full Contact, 뗄 때에는 완전한 분리 Complete Separation를 하는 것입니다.

Q8. RET 치료 시, 리턴플레이트가 뜨거워 지는 것은 왜 그런가요?

A8. RET는 CET보다 높은 파워를 필요로 합니다. 또한 전류가 환자의 몸을 직접 통과해서 흐릅니다. 이 경우 리턴플레이트의 크기가 작으면 (리턴플레이트와 환자의 신체가 닿는 부위의 면적이 좁으면) 플레이트가 뜨거워 질 수 있습니다. 이 경우, 인텐시티를 조금 낮추거나, 넓은 리턴플레이트를 사용하면 됩니다.

Q9. 목(경추부) 치료 시, 약간의 어지러움을 호소하는 환자도 있습니다. 괜찮은가요?

A9. 저혈압이 있는 환자의 경우에 이러한 증상이 나타날 수 있습니다. 반드시 사전에 이러한 증상이 발생할 수 있음을 주지시키는 것이 좋습니다. 유럽에서는 이런 경우, 치료 10분전에 환자가 커피 한잔을 마실 수 있도록 한다고 하니 참고할 수 있습니다.

Q10. 치료 시 환자가 착용한 목걸이나 귀걸이, 팔찌 같은 액세서리는 위험하지 않나요?

A10. 치료 중 러빙하는 일렉트로드 근처에 목걸이나, 귀걸이처럼 신체에 헐겁게 걸려있는 금속 액세서리가 있을 경우 전류가 갑자기 액세서리로 집중되어 온도가 급격히 올라갈 수 있습니다. 이는 화상의 위험이 있으므로 테카테라피 시행 시, 원칙적으로 헐거운 금속 액세서리는 빼야 합니다.

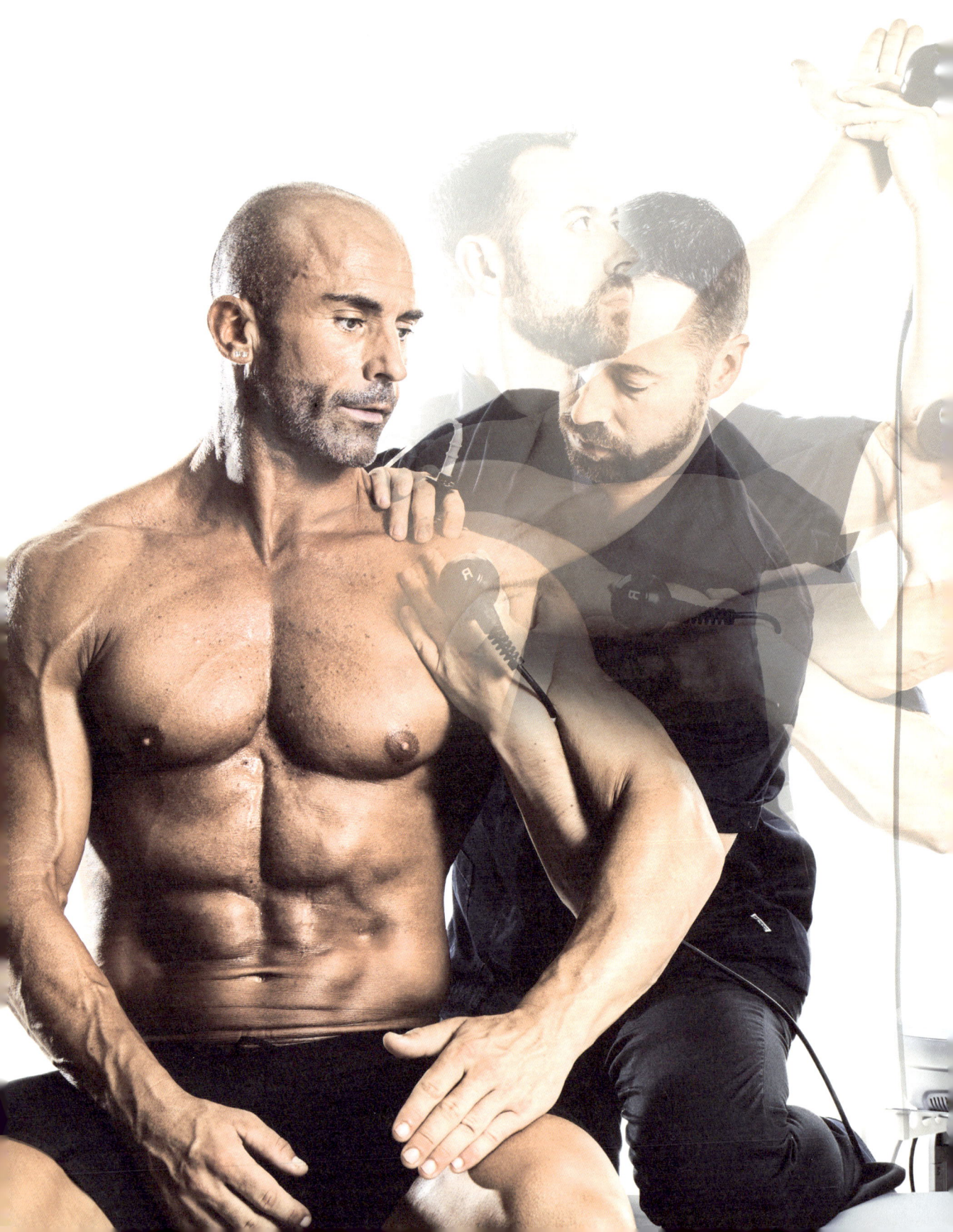

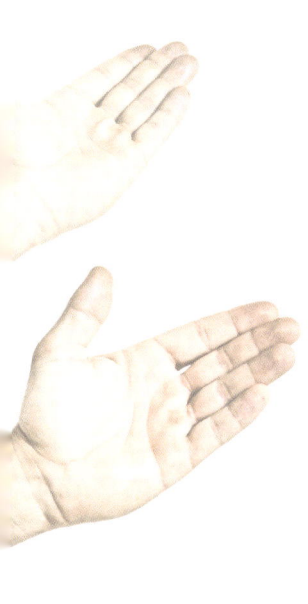
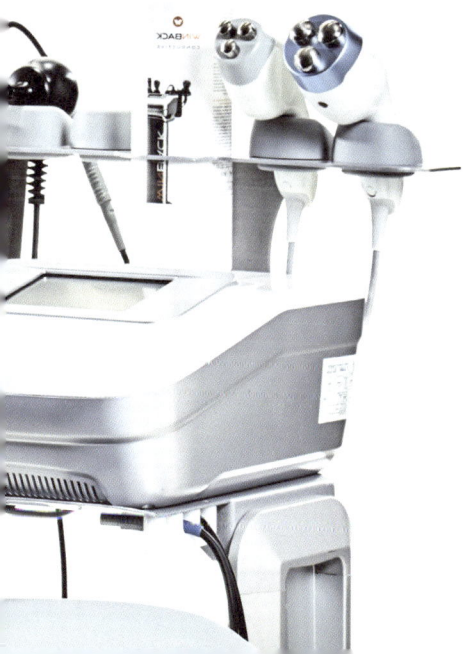

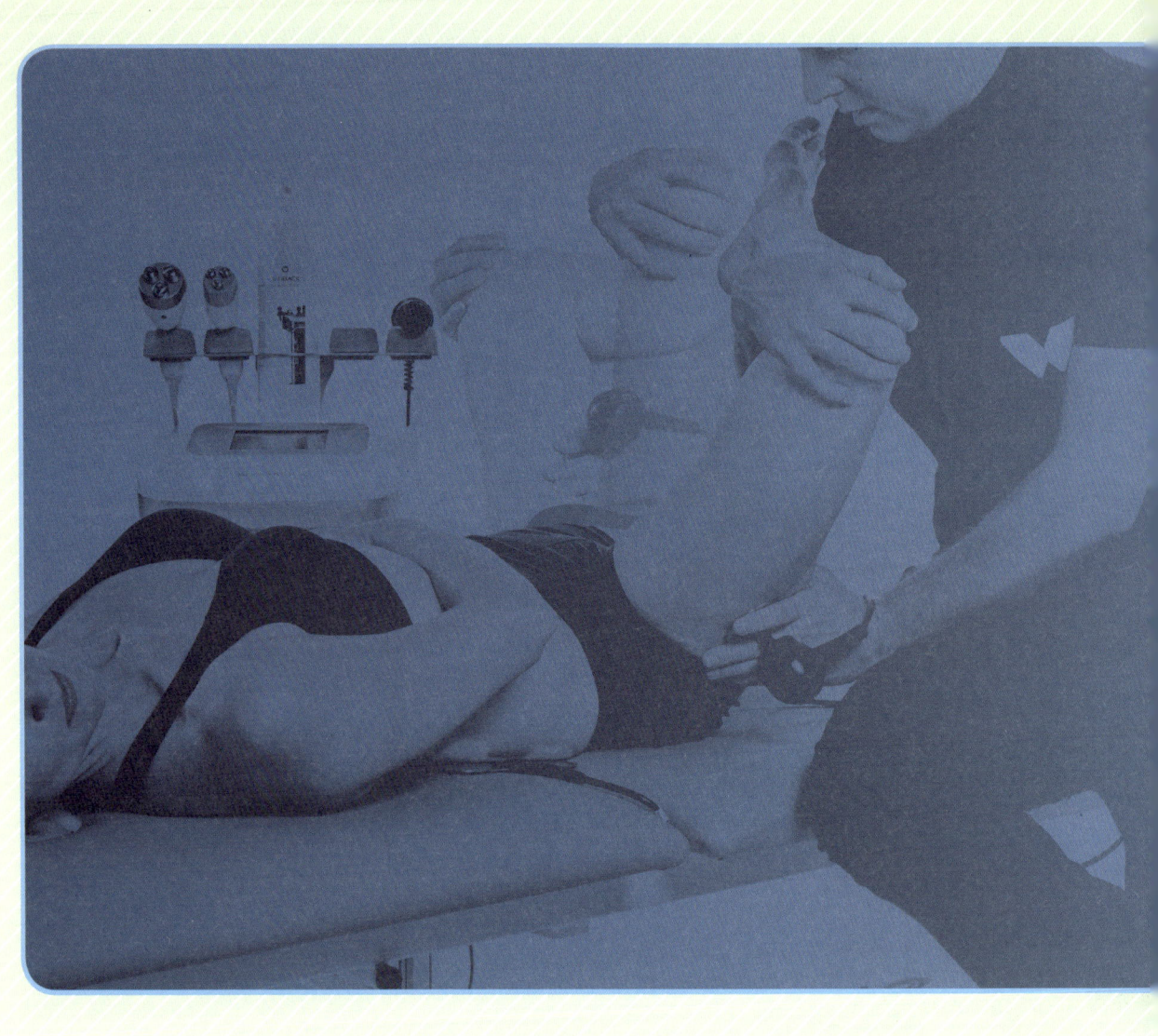

제5장

실전 테카테라피
: 상지 Upper Extremity
주요 근육

근골격계 질환의 치료에 있어 근육조직 및 결합조직의 경직 및 단축을 해결하는 것은 중요한 이슈입니다. 그러한 의미에서 신체 부위의 주요 근육별 이완 및 스트레칭 방법에 대해 소개하는 것은 기본적이지만 꼭 다루어야 할 내용이라고 생각합니다. 이번 장에서는 상지의 주요 근육별로 테카테라피를 적용하는 방법들을 살펴봅니다. 주요 근육들에 대한 기본 정부와 함께 실제로 테카테라피를 이용해 어떻게 문제를 해결하면 되는지를 설명하도록 하겠습니다. 해낭 방법들은 개별 근육의 문제를 해결하는데 유용할 뿐 만 아니라, 주요 질환의 치료 시 여러 연관 근육들의 문제들을 해결하는데 쉽게 응용할 수 있을 것입니다.

1 대흉근, 큰가슴근 Pectoralis major

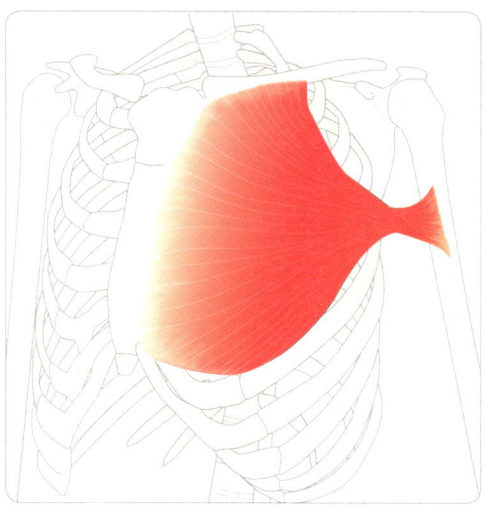

- 기시 : 빗장뼈, 흉골, 늑골
  Medial half of clavicle, Sternum, Superior six costal cartilage
- 정지 : 상완골 결절간구의 가쪽경계
  Lateral lip of intertubercular groove of humerus
- 신경 : 가쪽 & 안쪽 흉신경
  Lateral & Medial pectoral nerve (C5, C6, C7, C8, and T1)
- 기능 : 상완골의 내전과 내회전을 담당하며 빗장뼈 머리가 작용시에는 상완골을 굽히는 역할을 하며 흉골 늑골 머리가 작용시에는 상완골을 펴는 역할을 합니다.
- 깊이 : Superficial
- 관련된 질환 : Frozen shoulder, Impingement syndrome, Round shoulder, Turtle neck syndrome

그림 22. 대흉근

➕ 대흉근 치료포인트

대흉근은 넓게 늑골을 감싸고 있으며 단축되는 기전이 강한 근육입니다. 체간에서 상완으로 연결되어 있어, 늑골의 가동성을 제한할 수 있으며 굽은어깨 Round shoulder 증상과 밀접한 관련이 있는 근육입니다. 대흉근은 강화보다는 스트레칭에 더 신경을 써야 하는 근육입니다.

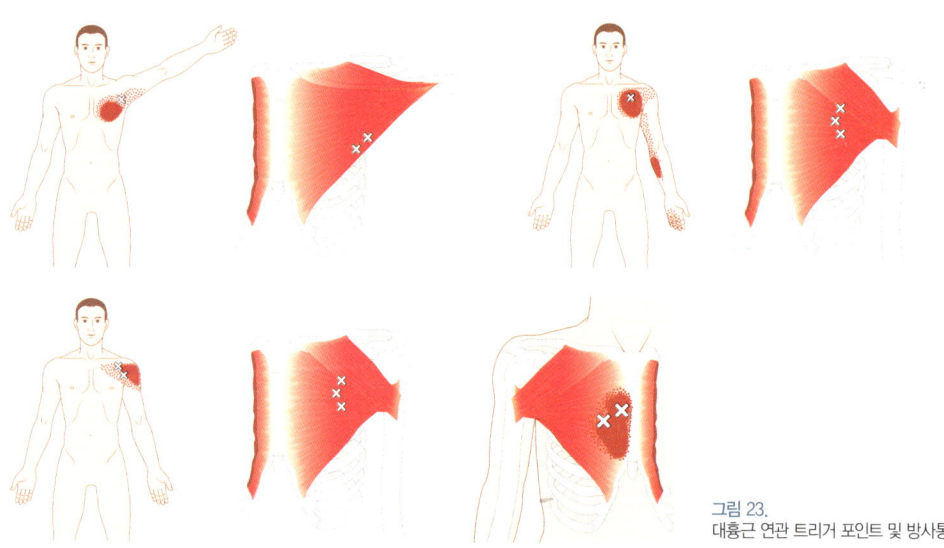

그림 23. 대흉근 연관 트리거 포인트 및 방사통

● **Releasing & Stretching 실제 적용** ● 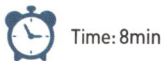 Time: 8min

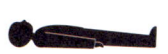				
누운자세	30~40%	CET 4분	RET 2분	스트레칭 2분

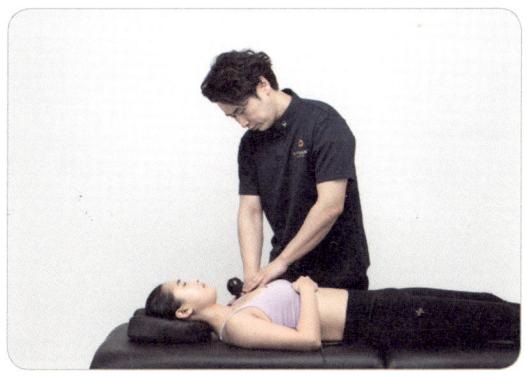

1 기본 포지션 Basic Position
- 환자자세 : Supine Position
- 플레이트 : Mid Back
- 적용방식 : TECAR 1.0

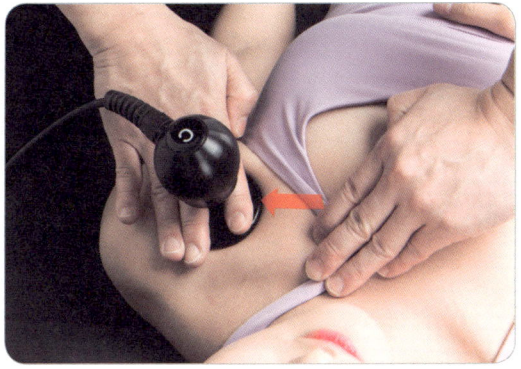

2 이완 Releasing
- 적용방법 : CET 4분
- 인텐서티 : 30~40%
- 시행방법 : 기본 포지션에서 기시,
  정지 방향으로 직선 러빙 왕복

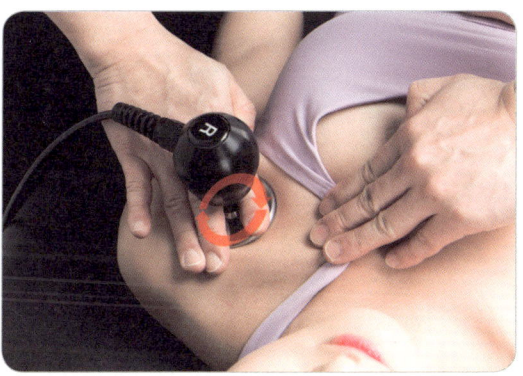

3 통증 유발점 Trigger Point
- 적용방법 : RET 2분
- 인텐서티 : 30%
- 시행방법 : 대흉근에서 견관절로 넘어가는 부분의 통증
  유발점 치료, 원형 회전 러빙

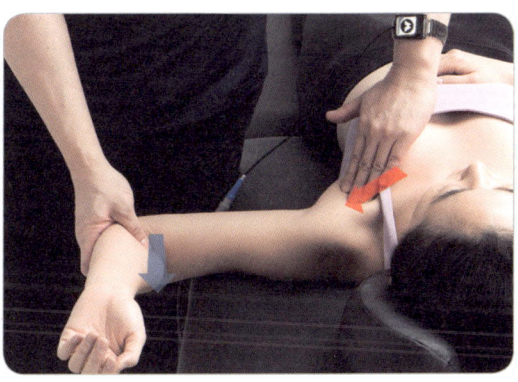

4 스트레칭 Stretching
- 적용방법 : RET, Bracelet 2분
- 인텐서티 : 30%
- 시행방법 : 대흉근 스트레칭
  상완 90도 유지, 인전 & 외회전

2 소흉근, 작은가슴근 Pectoralis minor

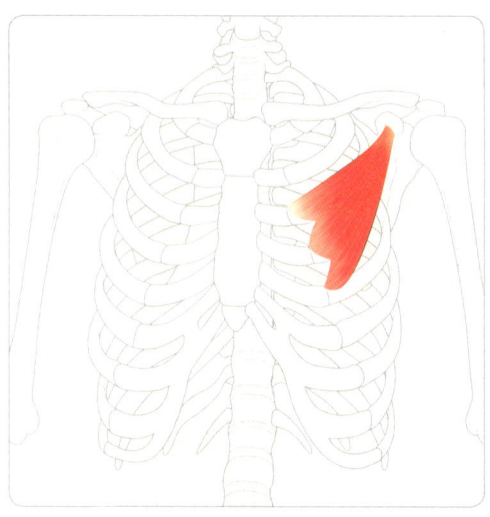

- 기시 : 제 3~5 늑골 3rd to 5th ribs
- 정지 : 견갑골의 오훼돌기
  Coracoid process of scapula
- 신경 : 안쪽 흉신경
  Medial pectoral nerve (C8 and T1)
- 깊이 : Deep
- 기능 : 견갑골의 안정성을 유지하며 늑골을 들어올리는 작용을 통해 호흡 운동에 도움을 줍니다.
- 관련된 질환 : Frozen shoulder, Impingement syndrome, Round shoulder, Thoracic outlet syndrome, Turtle neck syndrome

그림 24. 소흉근

➕ 소흉근 치료포인트

늑골에서 견갑골에 걸쳐 위치하는 근육이므로 전면 체간에서 견갑골에 직접적인 영향을 줍니다. 견갑골을 anterior tilting 시키는 근육으로 어깨 질환 치료 시 필수적으로 체크하고 치료해야 합니다. 대흉근과 마찬가지로 단축되는 기전이 강한 근육이므로 강화보다는 스트레칭에 중점을 두고 치료해야 합니다. 소흉근이 과도하게 단축되었을 경우, 경추에서 나오는 상완 신경 다발이 압박을 받을 수도 있습니다.

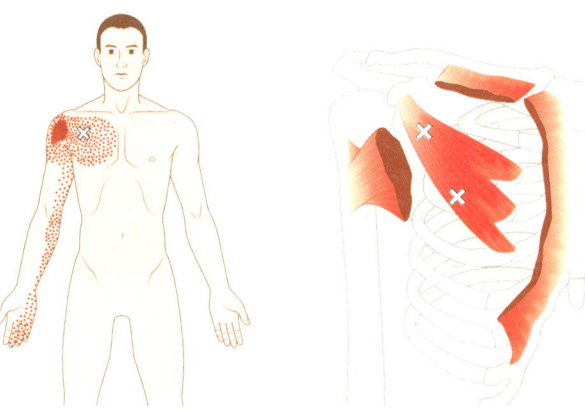

그림 25. 소흉근 연관 트리거 포인트 및 방사통

● **Releasing & Stretching 실제 적용** ● 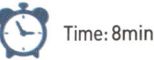 Time: 8min

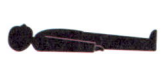 누운자세   30~40%   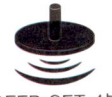 DEEP CET 4분   RET 2분   스트레칭 2분

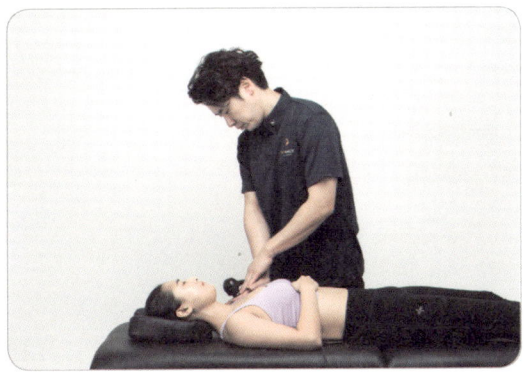

1 기본 포지션 Basic Position
- 환자자세 : Supine Position
- 플레이트 : Mid Back
- 적용방식 : TECAR 1.0

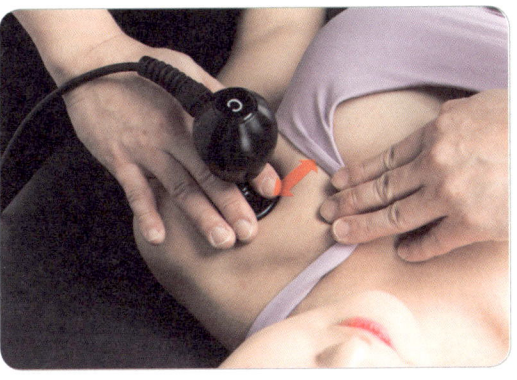

2 이완 Releasing
- 적용방법 : DEEP CET 4분
- 인텐서티 : 40%
- 시행방법 : 기본 포지션에서 기시,
  정지 방향으로 직선 러빙 왕복

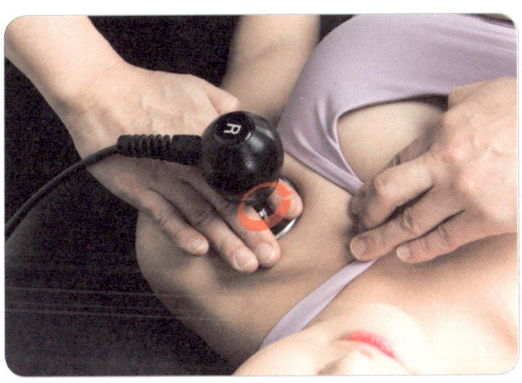

3 통증 유발점 Trigger Point
- 적용방법 : RET 2분
- 인텐서티 : 30%
- 시행방법 : 소흉근이 통증 유발점 치료, 원형 회전 러빙

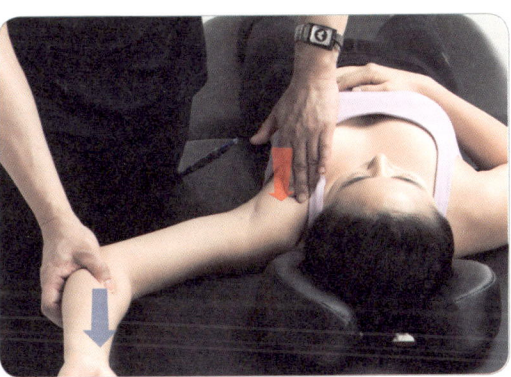

4 스트레칭 Stretching
- 적용방법 : RET, Bracelet 2분
- 인텐서티 : 30%
- 시행방법 : 소흉근 스트레칭
  산완 120도 유지, 외전 & 외회전

3 전거근, 앞톱니근 Serratus anterior

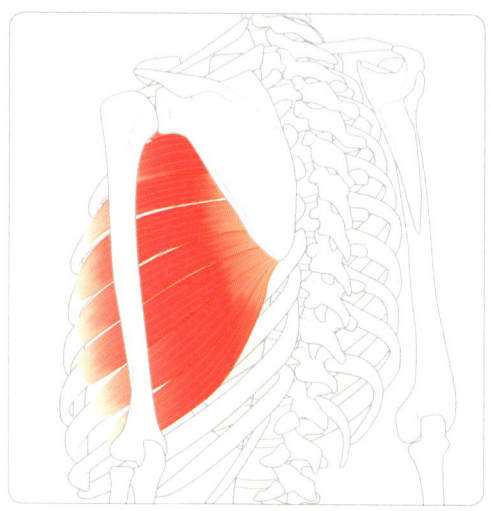

- 기시 : 제 1~9 늑골 1st to 9th ribs
- 정지 : 견갑골의 내측연
  Anterior surface of medial border of scapula
- 신경 : 장흉신경
  Long thoracic nerve (C5, C6, and C7)
- 깊이 : Deep
- 기능 : 견갑골의 견인과 상방회전 작용을 하며 견갑골의 안정화에 중요한 근육입니다.
- 관련된 질환 : Frozen shoulder, Impingement syndrome, Round shoulder, Turtle neck syndrome

그림 26. 전거근

➕ 전거근 치료포인트

전거근은 늑골에 위치하기 때문에 호흡에 많은 영향을 끼치는 근육입니다. 그러한 이유 때문에 호흡에 문제가 있을 경우, 반드시 확인해야 하는 근육입니다. 또한, 전거근은 늑골, 척추 그리고 견갑골 안정화에 중요한 역할을 합니다.

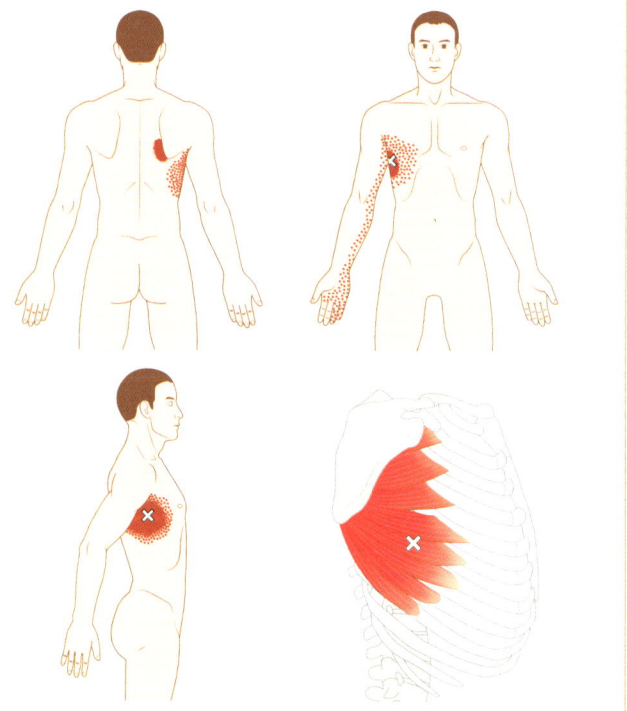

그림 27.
전거근 연관 트리거 포인트 및 방사통

● Releasing & Stretching 실제 적용 ●

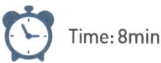 Time: 8min

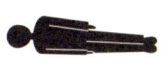 옆으로 누운자세   30~40% 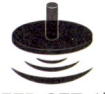 DEEP CET 4분   RET 2분   스트레칭 2분

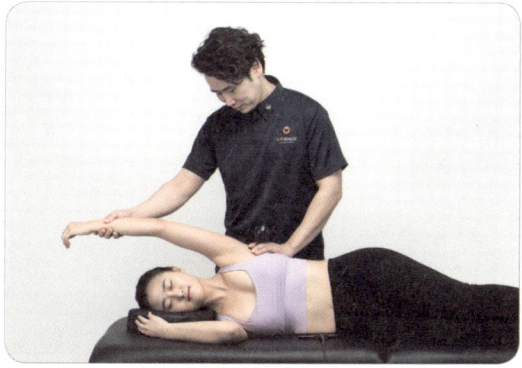

1 기본 포지션 Basic Position
- 환자자세 : Side Position
- 플레이트 : Inferior Side Trunk
- 적용방식 : TECAR 1.0

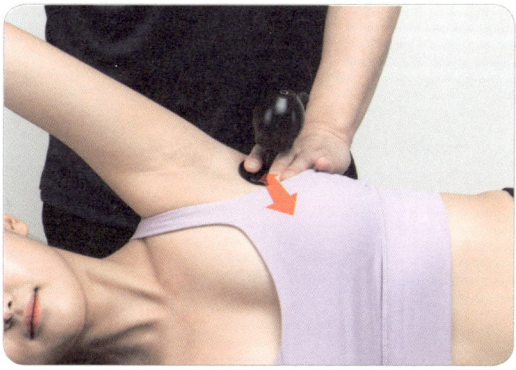

2 이완 Releasing
- 적용방법 : DEEP CET 4분
- 인텐서티 : 40%
- 시행방법 : 기본 포지션에서 기시,
  정지 방향으로 직선 러빙 왕복

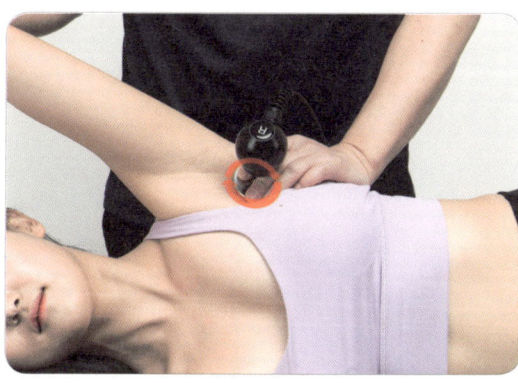

3 통증 유발점 Trigger Point
- 적용방법 : RET 2분
- 인텐서티 : 30%
- 시행방법 : 액아 하방 전거근 통증 유발점 치료,
  원형 회전 러빙

4 스트레칭 Stretching
- 적용방법 : RET, Bracelet 2분
- 인텐서티 : 30%
- 시행방법 : 전거근 스트레칭, 상완의 외전

4. 삼각근, 어깨세모근 Deltoid

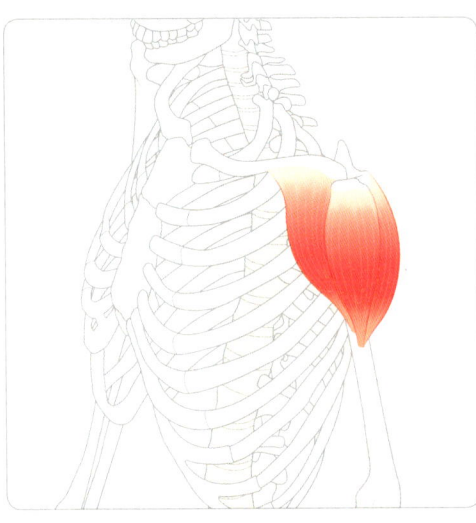

- 기시 : 쇄골 바깥쪽의 1/3, 견봉, 견갑골의 하연
  Lateral third of clavicle, Acromion, Spine of scapula
- 정지 : 상완골의 외연
  Deltoid tuberosity of humerus
- 신경 : 액와신경
  Axillary nerve (C5 and C6)
- 깊이 : Superficial
- 기능 : 삼각근은 상완을 전방, 측방, 후방으로 들어올리는 역할을 합니다. 또한, 상완과 체간을 연결하고 안정화 시켜줍니다.
- 관련된 질환 : Frozen shoulder, Impingement syndrome, Recurrent dislocation of shoulder, Round shoulder

그림 28. 삼각근

➕ 삼각근 치료포인트

삼각근은 전면, 중간, 그리고 후면 세 부분으로 나뉘며 어깨충돌 증후군에 중요한 원인이 되는 근육입니다. 외상성 손상이나 스포츠 손상이 빈번한 근육으로서, 과도한 단축이 되었을 때 견관절의 회전을 제한하게 됩니다.

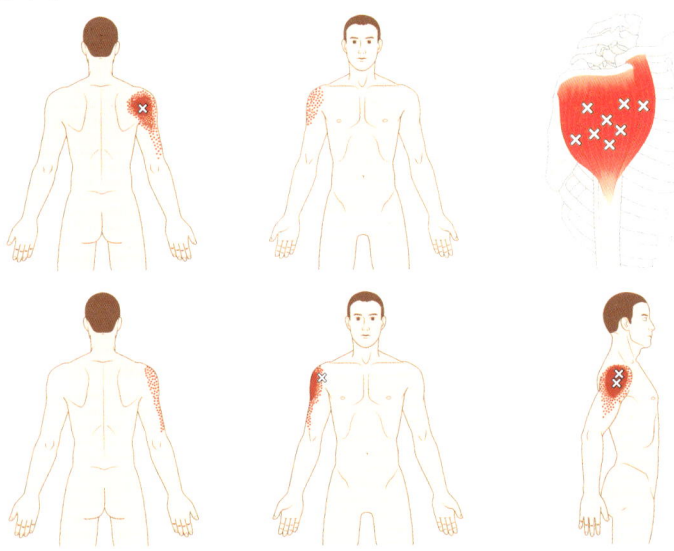

그림 29. 삼각근 연관 트리거 포인트 및 방사통

● **Releasing & Stretching 실제 적용** ● 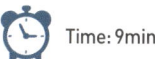 Time: 9min

 옆으로 누운자세   30~40%   CET 4분    RET 2분   스트레칭 3분

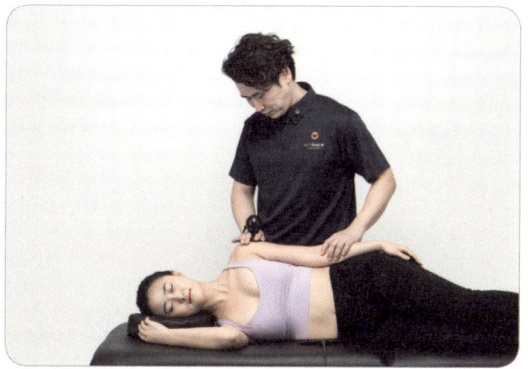

1 기본 포지션 Basic Position
- 환자자세 : Side Position
- 플레이트 : Inferior Side Trunk
- 적용방식 : TECAR 1.0

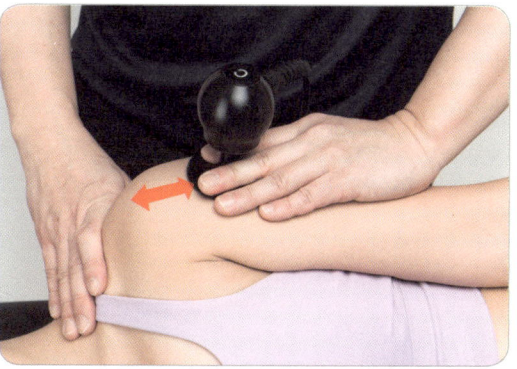

2 이완 Releasing
- 적용방법 : CET 4분
- 인텐서티 : 30~40%
- 시행방법 : 기본 포지션에서 기시, 정지 방향으로 직선 러빙 왕복

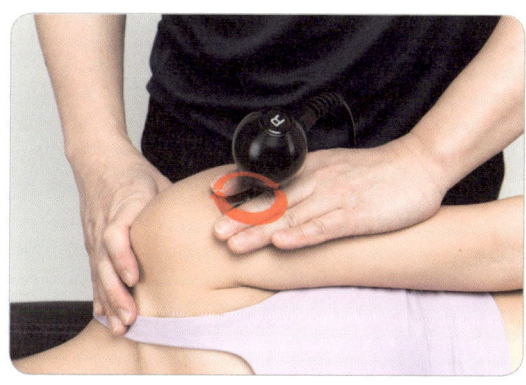

3 통증 유발점 Trigger Point
- 적용방법 : RET 2분
- 인텐서티 : 30%
- 시행방법 : 삼각근 중심쪽에 통증 유발점 치료, 원형 회진 러빙

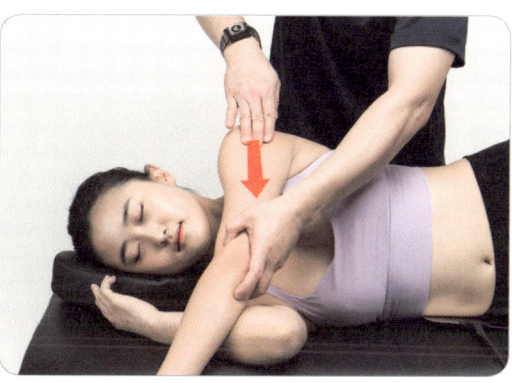

4 스트레칭 Stretching
- 적용방법 : RET, Bracelet 3분
- 인텐서티 : 30%
- 시행방법 : 전삼각근 스트레칭 (상완90도 굴곡), 중삼각근 스트레칭, 후삼각근 스트레칭 (상완 신전)

5 극상근, 가시위근 Supraspinatus

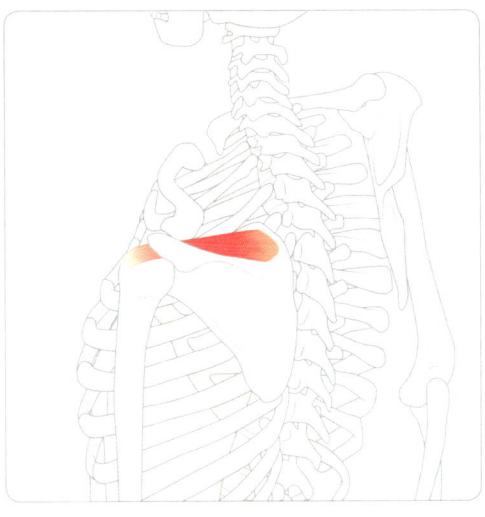

- 기시 : 견갑골의 극상와
  Supraspinous fossa of scapular
- 정지 : 상완골의 대결절
  Greater tubercle of humerus
- 신경 : 견갑상신경
  Suprascapular nerve (C5)
- 깊이 : Deep
- 기능 : 삼각근을 도우며 상완의 외전을 시작하면서 상완골두를 고정시킵니다.
- 관련된 질환 : Frozen shoulder, Impingement syndrome, Rotator cuff tear, Recurrent dislocation of shoulder

그림 30. 극상근

✚ 극상근 치료포인트

회전근개는 견관절을 안정시켜 주는 근육과 건의 조합입니다. 극상근은 회전근개를 이루는 네 개의 근육 중 하나이며, 회전근개 파열 중 대다수는 극상근의 파열입니다. 일반적으로 극상근의 병변은 Empty Can Test라는 검사법을 이용해 체크 할 수 있습니다. 극상근은 예민하고 근피로도에 약하며 회복이 느린 편에 속하는 근육이지만, 테카테라피를 이용하여 치료하면 좋은 결과를 얻을 수 있습니다.

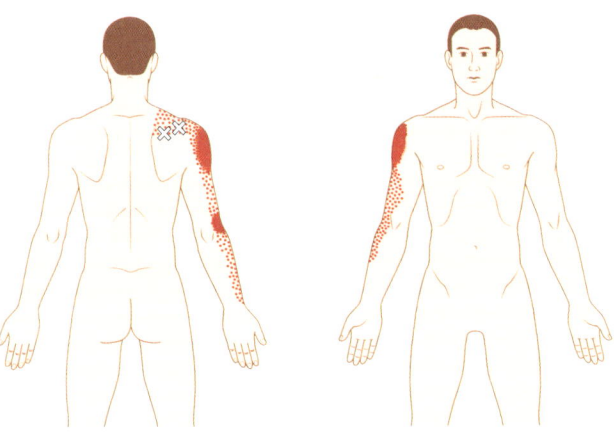

그림 31. 극상근 연관 트리거 포인트 및 방사통

● Releasing & Stretching 실제 적용 ●

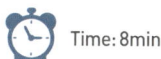 Time: 8min

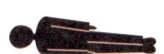 옆으로 누운자세   30~40%   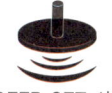 DEEP CET 4분   RET 2분   스트레칭 2분

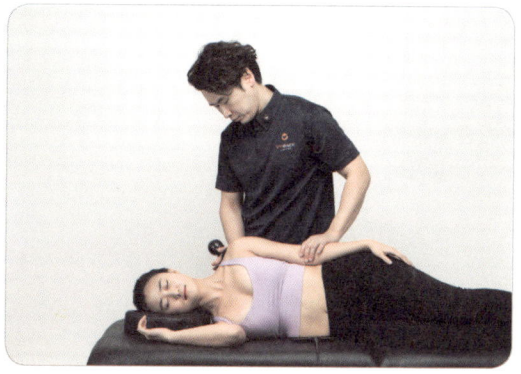

1 기본 포지션 Basic Position
- 환자자세 : Side Position
- 플레이트 : Inferior Side Trunk
- 적용방식 : TECAR 1.0

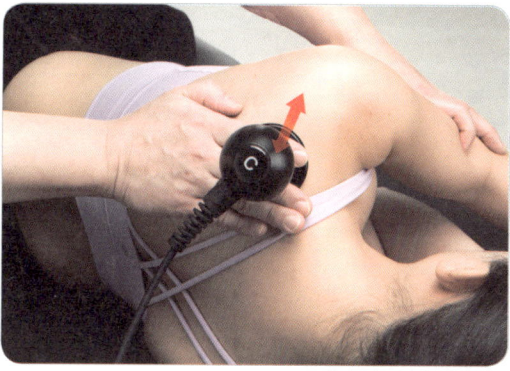

2 이완 Releasing
- 적용방법 : DEEP CET 4분
- 인텐서티 : 40%
- 시행방법 : 기본 포지션에서 기시,
  정지 방향으로 직선 러빙 왕복

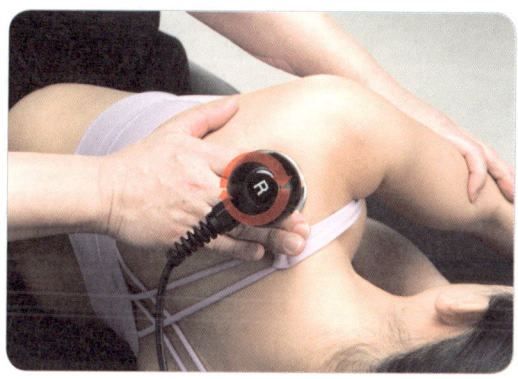

3 통증 유발점 Trigger Point
- 적용방법 : RET 2분
- 인텐서티 : 30%
- 시행방법 : 극상근의 통증 유발점 치료, 원형 회전 러빙

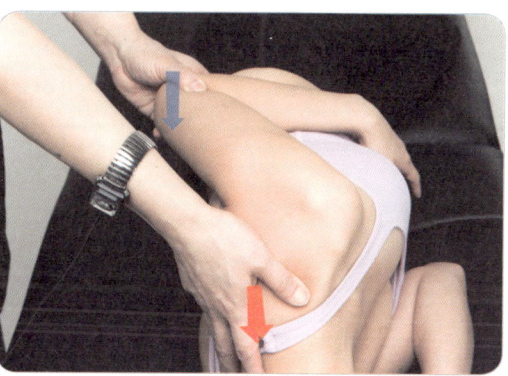

4 스트레칭 Stretching
- 적용방법 : RET, Bracelet 2분
- 인텐서티 : 30%
- 시행방법 : 극상근 스트레칭, 싱완 신전 & 내전

6　극하근, 가시아래근 Infraspinatus

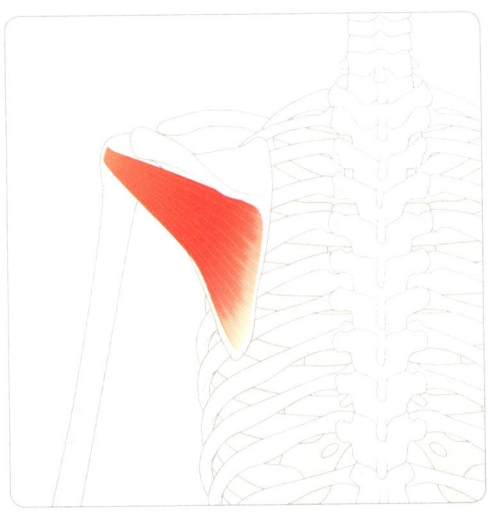

- 기시 : 견갑골의 극하와
  Infraspinous fossa of scapula
- 정지 : 상완골의 대결절
  Greater tubercle of humerus
- 신경 : 견갑상신경
  Suprascapular nerve (C5)
- 깊이 : Deep
- 기능 : 상완을 외회전 시키며 상완골두를 고정하고 견관절의 후방 안정성에 기여합니다.
- 관련된 질환 : Frozen shoulder, Impingement syndrome, Rotator cuff tear, Recurrent dislocation of shoulder

그림 32. 극하근

➕ 극하근 치료포인트

극하근은 회전근개를 이루는 네 개의 근육 중 하나이며 소원근과 더불어 회전근개의 기능 상실을 가져올 수 있는 근육입니다. 극하근과 소원근이 흉근보다 상대적으로 많이 약한 경우, 견관절의 불균형이 발생하며 굽은 어깨 Round shoulder가 될 수 있습니다. 또한 기능이 저하된 극하근은 마사지 도중 손상되기 쉬우므로 부드럽고 조심스럽게 다루어야 합니다.

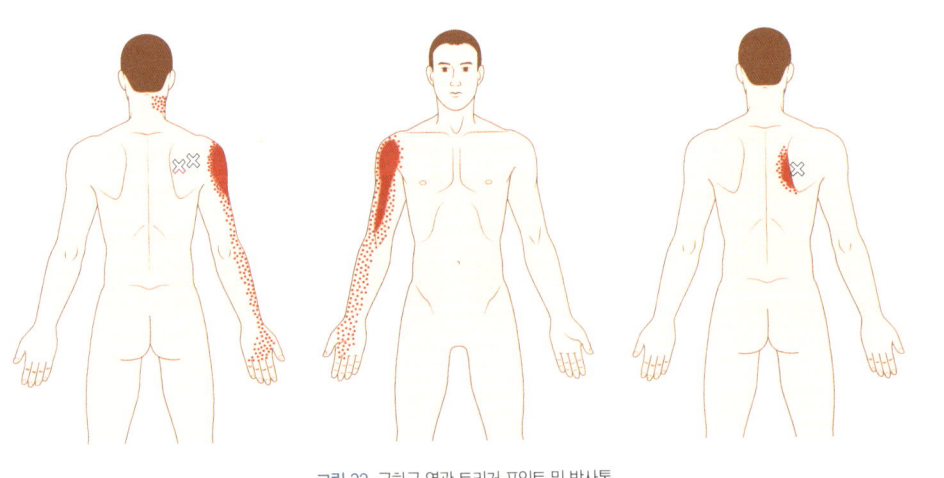

그림 33. 극하근 연관 트리거 포인트 및 방사통

● **Releasing & Stretching 실제 적용** ● 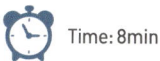 Time: 8min

 옆으로 누운자세　 30~40%　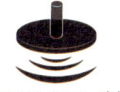 DEEP CET 4분　 RET 2분　 스트레칭 2분

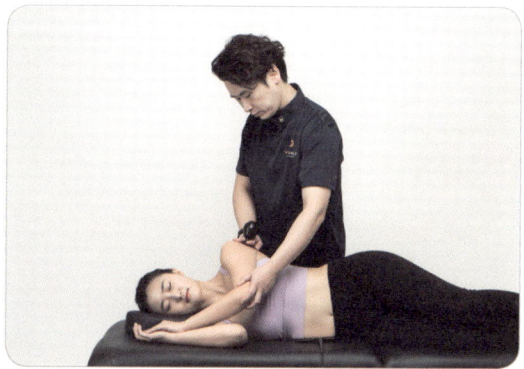

1 기본 포지션 Basic Position
- 환자자세 : Side Position
- 플레이트 : Inferior Side Trunk
- 적용방식 : TECAR 1.0

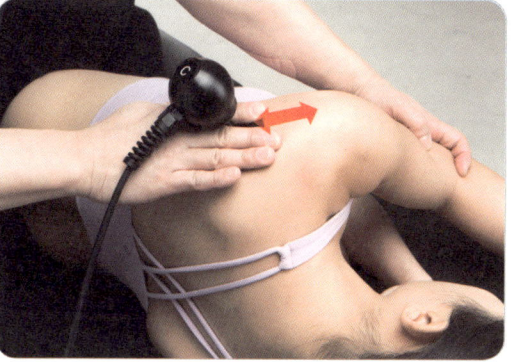

2 이완 Releasing
- 적용방법 : DEEP CET 4분
- 인텐서티 : 40%
- 시행방법 : 기본 포지션에서 기시, 정지 방향으로 직선 러빙 왕복

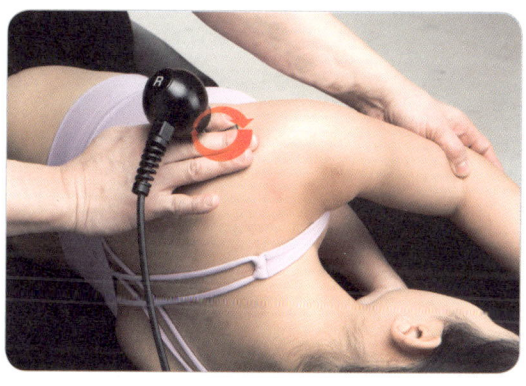

3 통증 유발점 Trigger Point
- 적용방법 : RET 2분
- 인텐서티 : 30%
- 시행방법 : 극하근 중심의 통증 유발점 치료, 원형 회전 러빙

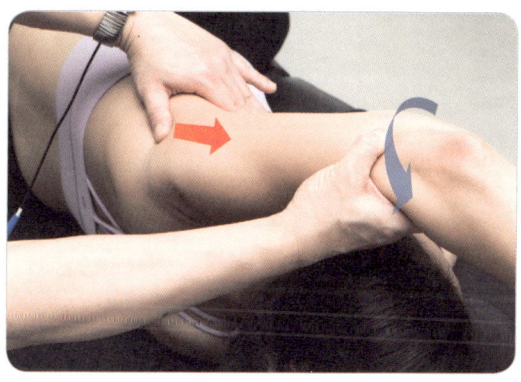

4 스트레칭 Stretching
- 적용방법 : RET, Bracelet 2분
- 인텐서티 : 30%
- 시행방법 : 극하근 스트레칭, 상완 외진 & 내회전

7. 견갑하근, 어깨밑근 Subscapularis

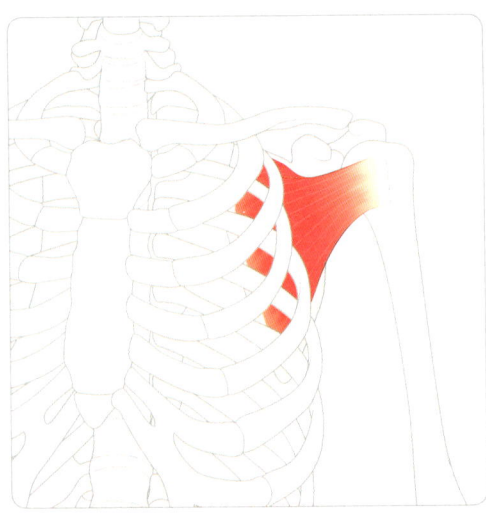

- 기시 : 견갑골의 견갑하와
  Subscapular fossa
- 정지 : 상완골의 소결절
  Lesser tubercle of humerus
- 신경 : 견갑하신경
  Subscapular nerve (C5, C6, and C7)
- 깊이 : Deep
- 기능 : 상완의 내회전과 내전에 관여하며 상완골두를 고정하고 견관절의 전방 안정성에 기여하는 근육입니다.
- 관련된 질환 : Frozen shoulder, Impingement syndrome, Rotator cuff tear, Recurrent dislocation of shoulder, SLAP lesion, Bankart lesion

그림 34. 견갑하근

➕ 견갑하근 치료포인트

견갑하근은 회전근개를 이루는 네 개의 근육 중 하나로서 늘어나고 약해지면 견관절 전면부의 안정성이 저하되어 습관성 탈구를 일으킬 수 있는 근육입니다. 견갑하근은 가동성 보다는 안정성이 강조되는 근육으로서 촉지가 어렵기 때문에 마사지보다는 스트레칭으로 이완시켜 주는 것이 효과적입니다.

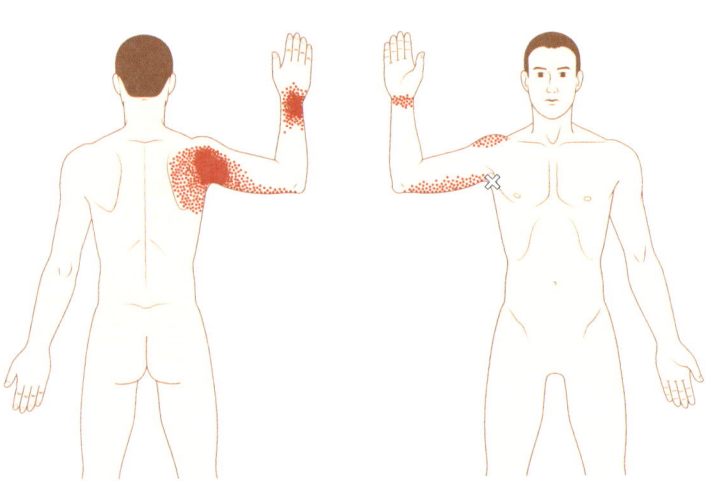

그림 35. 견갑하근 연관 트리거 포인트 및 방사통

● **Releasing & Stretching 실제 적용** ● 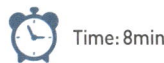 Time: 8min

| 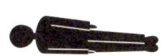 옆으로 누운자세 | 30~40% | 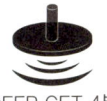 DEEP CET 4분 | RET 2분 | 스트레칭 2분 |

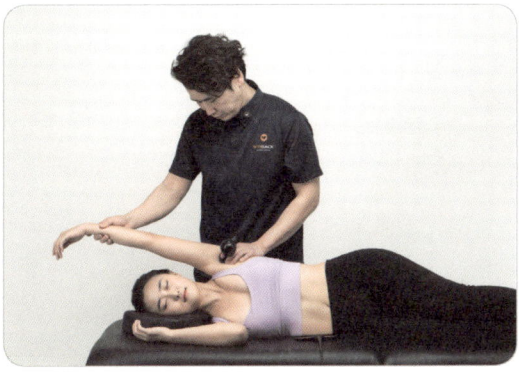

1 기본 포지션 Basic Position
- 환자자세 : Side Position
- 플레이트 : Inferior Side Trunk
- 적용방식 : TECAR 1.0

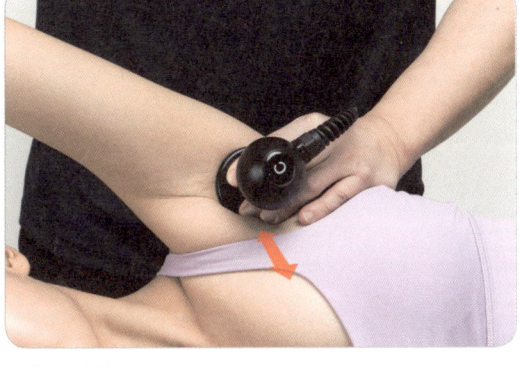

2 이완 Releasing
- 적용방법 : DEEP CET 4분
- 인텐서티 : 40%
- 시행방법 : 기본 포지션에서 기시, 정지 방향으로 직선 러빙 왕복

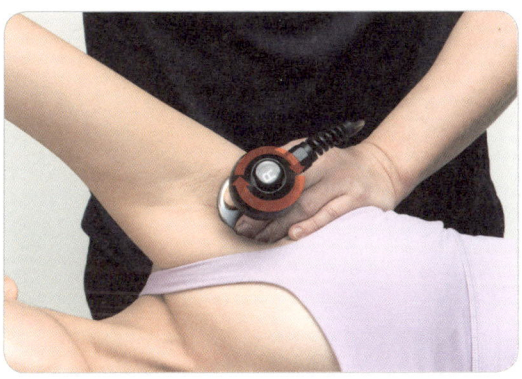

3 통증 유발점 Trigger Point
- 적용방법 : RET 2분
- 인텐서티 : 30%
- 시행방법 : 액와이 견갑하근 통증 유발점 치료, 원형 회전 러빙

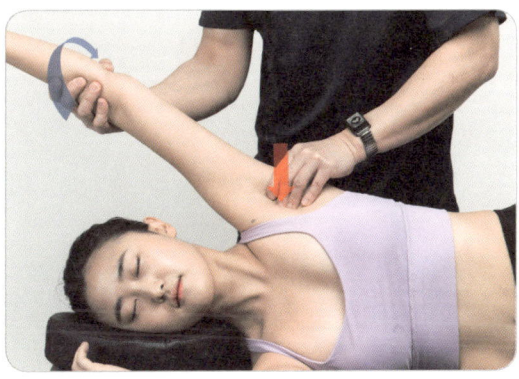

4 스트레칭 Stretching
- 적용방법 : RET, Bracelet 2분
- 인텐서티 : 30%
- 시행방법 : 견갑하근 스트레칭, 상안 외전 & 외회전

8 소원근, 작은원근 Teres minor

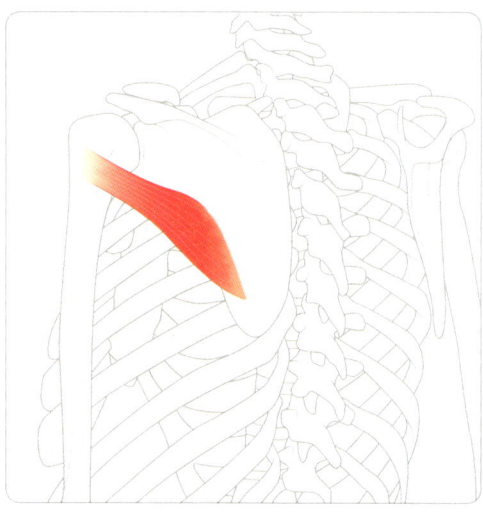

- 기시 : 견갑골의 외측연
  Lateral border of scapula
- 정지 : 상완골의 대결절
  Greater tubercle of humerus
- 신경 : 액와신경
  Axillary nerve (C5 and C6)
- 깊이 : Deep
- 기능 : 소원근은 상완을 외회전시키며 상완골두를 고정하고 견관절의 후방 안정성에 기여한다.
- 관련된 질환 : Frozen shoulder, Impingement syndrome, Rotator cuff tear, Recurrent dislocation of shoulder

그림 36. 소원근

✚ 소원근 치료포인트

소원근은 회전근개를 이루는 네 개의 근육 중 하나이며 극하근과 비슷한 역할을 하는 근육입니다. 소원근은 어깨의 안정성에 큰 역할을 하는 근육이며 오십견 치료시 반드시 체크해야 하는 근육입니다.

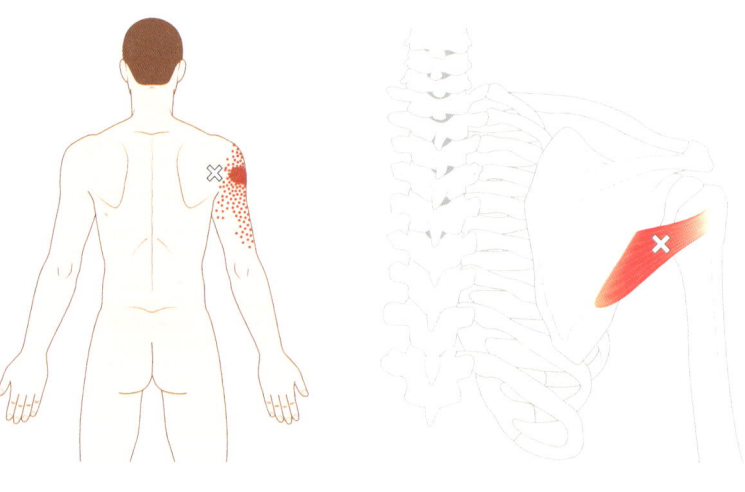

그림 37. 소원근 연관 트리거 포인트 및 방사통

● **Releasing & Stretching 실제 적용** ● 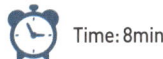 Time: 8min

 옆으로 누운자세   30~40%   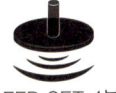 DEEP CET 4분    RET 2분   스트레칭 2분

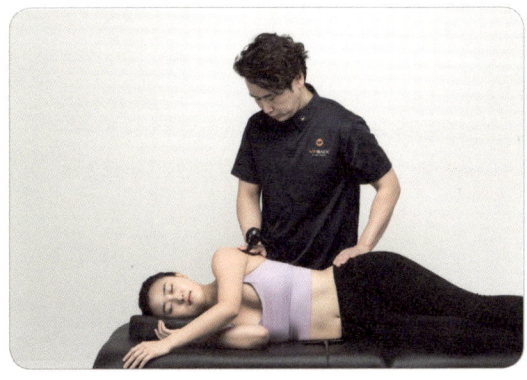

1 기본 포지션 Basic Position
- 환자자세 : Side Position
- 플레이트 : Inferior Side Trunk
- 적용방식 : TECAR 1.0

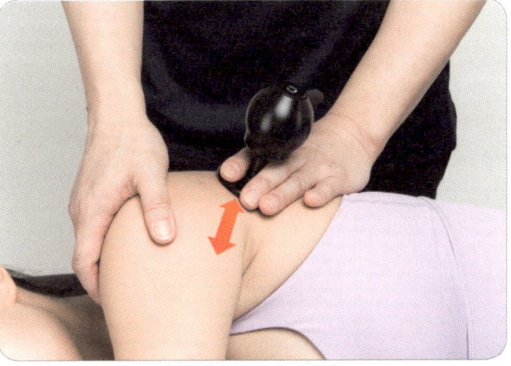

2 이완 Releasing
- 적용방법 : DEEP CET 4분
- 인텐서티 : 40%
- 시행방법 : 기본 포지션에서 기시,
  정지 방향으로 직선 러빙 왕복

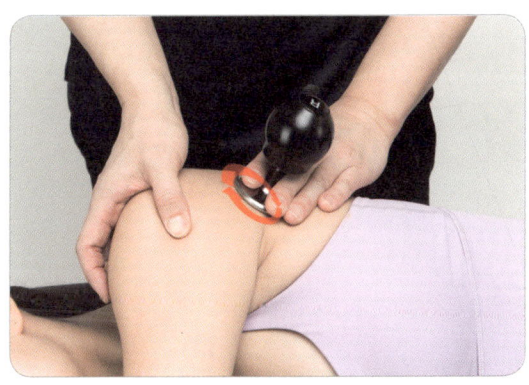

3 통증 유발점 Trigger Point
- 적용방법 : RFT 2분
- 인텐서티 : 30%
- 시행방법 : 스윗구 중심부 통증 유발점 치료,
  원형 회선 러빙

4 스트레칭 Stretching
- 적용방법 : RET, Bracelet 2분
- 인텐서티 : 30%
- 시행방법 : 소원근 스트레칭, 상완 굴곡 & 내회선

9 대원근, 큰원근 Teres major

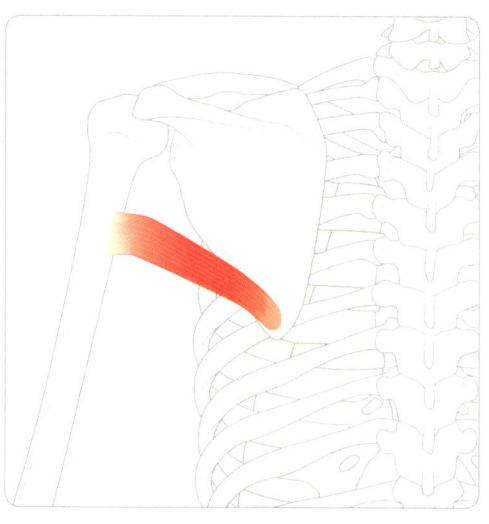

- 기시 : 견갑골의 하각
  Inferior angle of scapula
- 정지 : 상완골의 결절간구
  Intertubercular groove of humerus
- 신경 : 견갑하신경
  Subscapular nerve (C5 and C6)
- 깊이 : Deep
- 기능 : 상완의 내회전과 내전에 기여하며 상완골두를 고정하고 견관절의 후방 안정성에 기여하는 근육입니다.
- 관련된 질환 : Frozen shoulder, Impingement syndrome

그림 38. 대원근

대원근 치료포인트

대원근은 광배근과 함께 움직이는 경향이 있으며 회전근개를 도와 견관절 안정화에 기여하는 근육입니다. 대원근이 외부의 압박이나 기타 원인으로 인해 팽창되면 신경이 눌리게 되어 신경 증상이 나타나기도 합니다. 대원근에 병변이 있을 경우, 견갑골 후부에 만성적인 통증이 발생합니다.

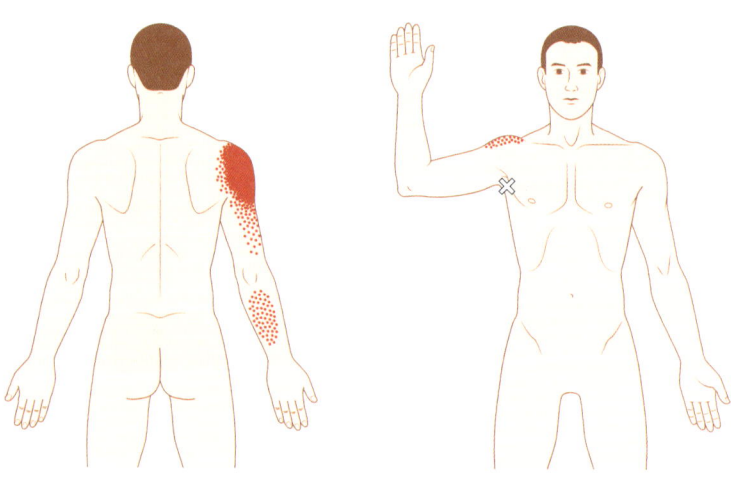

그림 39. 대원근 연관 트리거 포인트 및 방사통

● **Releasing & Stretching 실제 적용** ●  Time: 8min

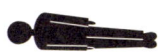 옆으로 누운자세　 30~40%　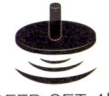 DEEP CET 4분　 RET 2분　 스트레칭 2분

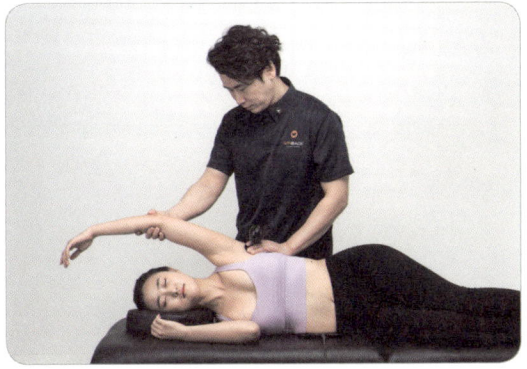

1 기본 포지션 Basic Position
- 환자자세 : Side Position
- 플레이트 : Inferior Side Trunk
- 적용방식 : TECAR 1.0

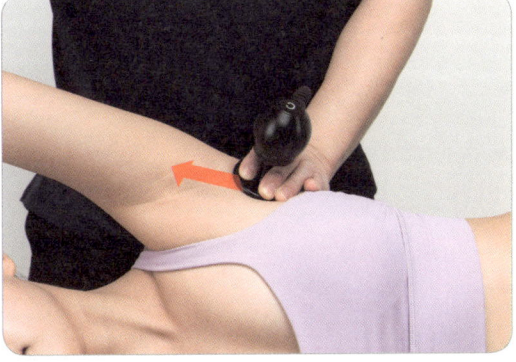

2 이완 Releasing
- 적용방법 : DEEP CET 4분
- 인텐서티 : 40%
- 시행방법 : 기본 포지션에서 기시, 정지 방향으로 직선 러빙 왕복

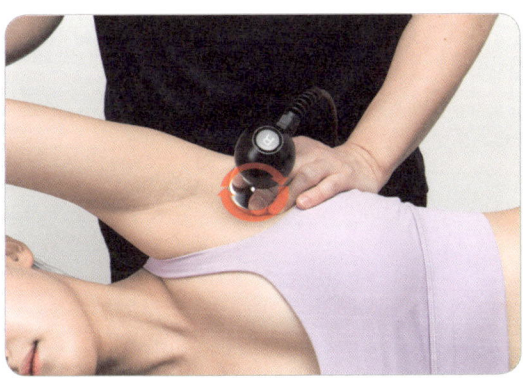

3 통증 유발점 Trigger Point
- 적용방법 : RET 2분
- 인텐서티 : 30%
- 시행방법 : 액와의 대원근 통증 유발점 치료, 원형 회선 러빙

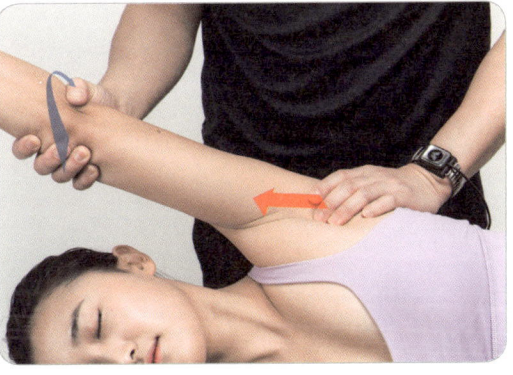

4 스트레칭 Stretching
- 적용방법 : RET, Bracelet 2분
- 인텐서티 : 30%
- 시행방법 : 대원근 스트레칭, 상완 외전 & 외회전

10 광배근, 넓은 등근 Latissimus dorsi

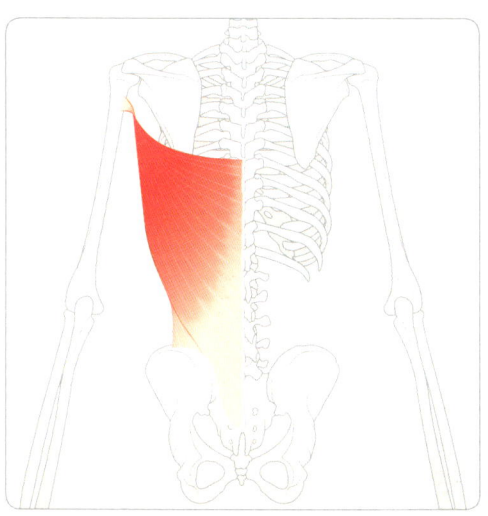

- 기시 : 제 6~12번 흉추의 극상돌기, 흉요근막, 장골능선
  Spinous processes of inferior 6 thoracic vertebrae, Thoracolumbar fascia, Iliac crest
- 정지 : 상완골의 소결절
  Lesser tubercle of humerus
- 신경 : 흉배신경
  Thoracodorsal nerve (C6, C7, and C8)
- 깊이 : Superficial
- 기능 : 광배근은 상완골의 신전, 내전, 내회전에 기여하는 근육입니다.
- 관련된 질환 : Lower back pain, Shoulder pain, Round shoulder

그림 40. 광배근

광배근 치료포인트

광배근은 당기는 기능을 할 때 주로 사용되는 근육이며 견관절과 견갑골의 움직임에 주로 관여합니다. 광배근에 문제가 발생할 경우, 후면부에 전체적인 문제를 일으킬 수 있는 근육입니다. 광배근은 단축되기 쉬우며 통증에 대한 민감도가 높은 근육으로서, 어깨 문제 뿐만 아니라 허리문제에도 관련이 있는 근육입니다.

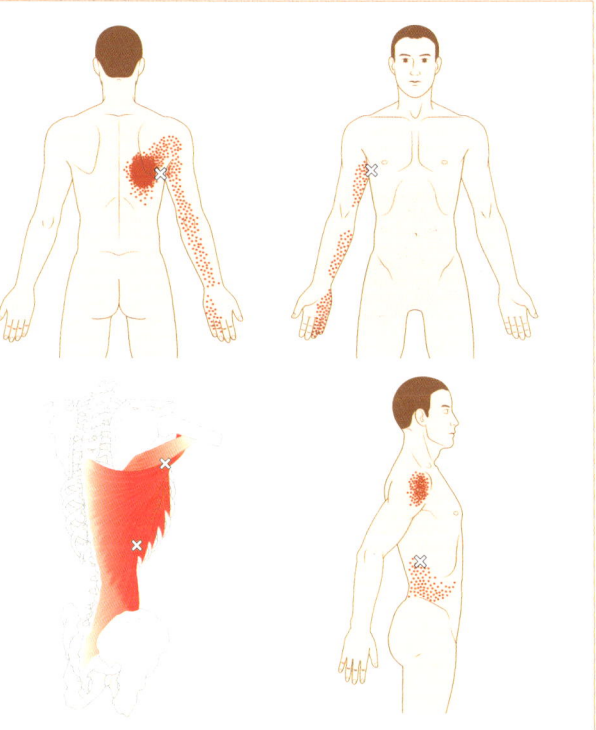

그림 41. 광배근 연관 트리거 포인트 및 방사통

● **Releasing & Stretching 실제 적용** ● 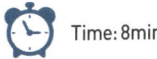 Time: 8min

 옆으로 누운자세　 30~40%　 CET 4분　 RET 2분　 스트레칭 2분

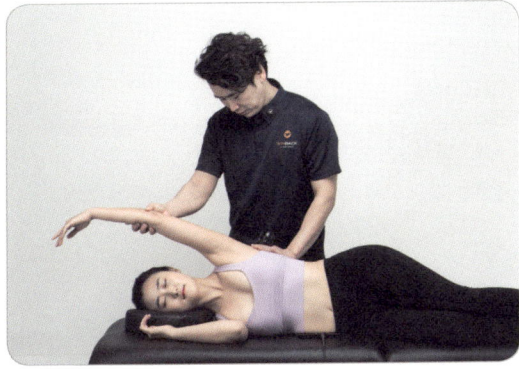

1 기본 포지션 Basic Position
- 환자자세 : Side Position
- 플레이트 : Inferior Side Trunk
- 적용방식 : TECAR 1.0

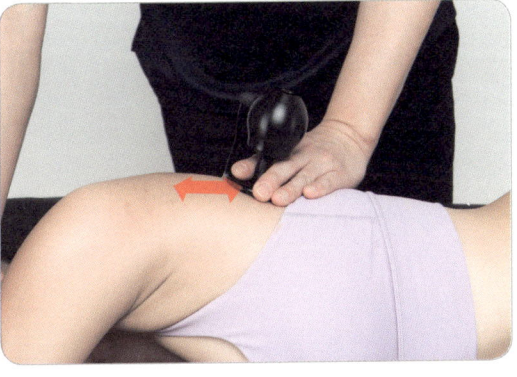

2 이완 Releasing
- 적용방법 : CET 4분
- 인텐시티 : 30~40%
- 시행방법 : 기본 포지션에서 기시, 정지 방향으로 직선 러빙 왕복

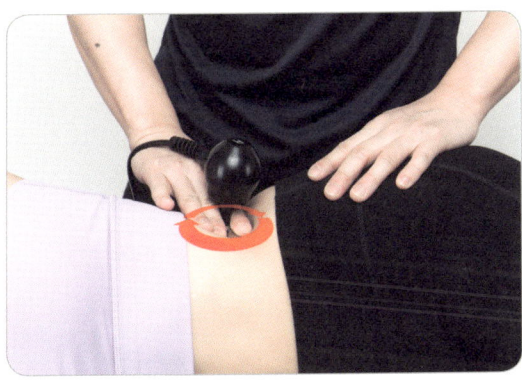

3 통증 유발점 Trigger Point
- 적용방법 : RET 2분
- 인텐시티 : 30%
- 시행방법 : 광배근 통증 유발점 치료, 원형 회전 러빙

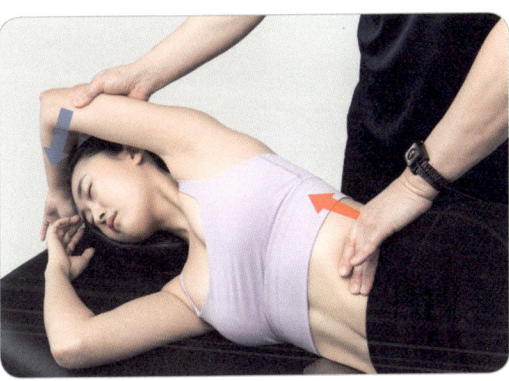

4 스트레칭 Stretching
- 적용방법 : RET, Bracelet 2분
- 인텐시티 : 30%
- 시행방법 : 광배근 스트레칭, 상완 외전

11 능형근, 마름근 Rhomboid

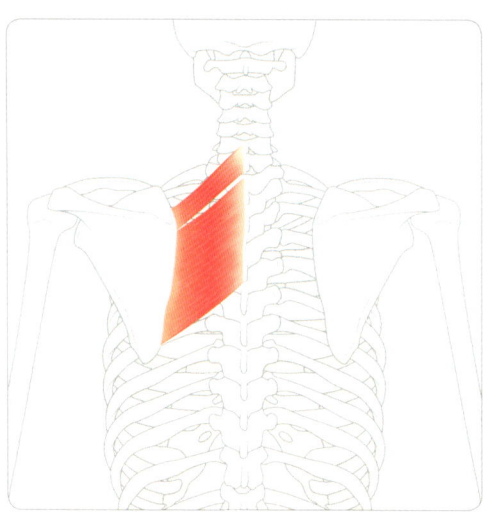

- 기시 : 제 7번 경추와 제 1~5번 흉추 극상돌기
  Spinous processes of C7, T1~5
- 정지 : 견갑골의 내측연 하각까지
  Medial border of scapular from level of spine to inferior angle
- 신경 : 견갑배신경
  Dorsal scapular nerve (C4 and C5)
- 깊이 : Deep
- 기능 : 능형근은 견갑골의 후인, 하방회전, 올림 역할을 하며 견갑골과 척추의 안정화에 기여하는 근육입니다.
- 관련된 질환 : Round shoulder, Turtle neck syndrome, Mid back pain, Shoulder pain, Scoliosis

그림 42. 능형근

➕ 능형근 치료포인트

능형근이 제 역할을 하지 못할 경우 굽은 어깨 Round shoulder가 발생하며, 등 통증이 발생하고 견갑골의 위치에 변화가 생깁니다. 능형근은 척추와 견갑골의 안정성에 기여하며 상지의 재활에 있어 필수적으로 고려해야 하는 근육입니다.

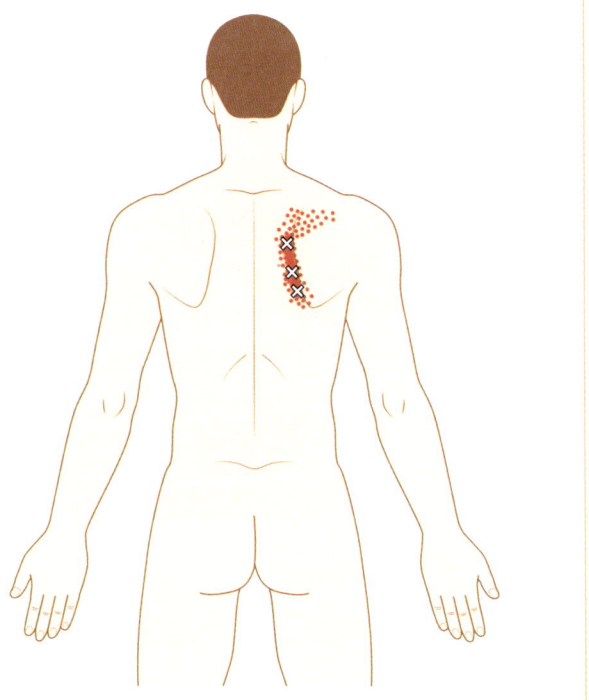

그림 43.
능형근 연관 트리거 포인트 및 방사통

● **Releasing & Stretching 실제 적용** ● 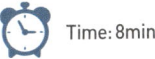 Time: 8min

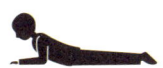 엎드린 자세   30~40%   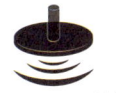 DEEP CET 4분   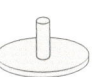 RET 2분   스트레칭 2분

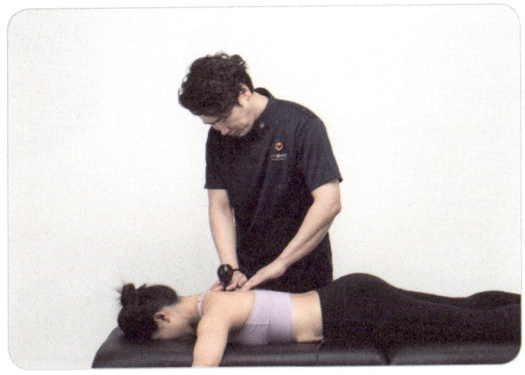

1 기본 포지션 Basic Position
- 환자자세 : Prone Position
- 플레이트 : Abdomen
- 적용방식 : TECAR 1.0

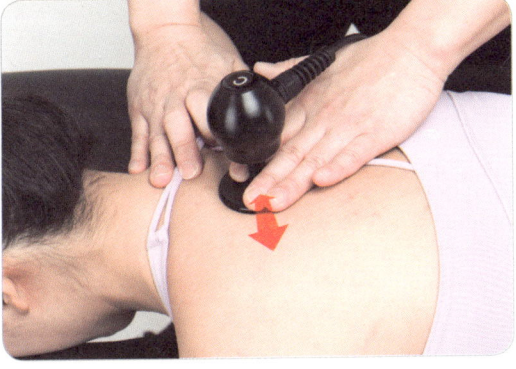

2 이완 Releasing
- 적용방법 : DEEP CET 4분
- 인텐서티 : 40%
- 시행방법 : 기본 포지션에서 기시, 정지 방향으로 직선 러빙 왕복

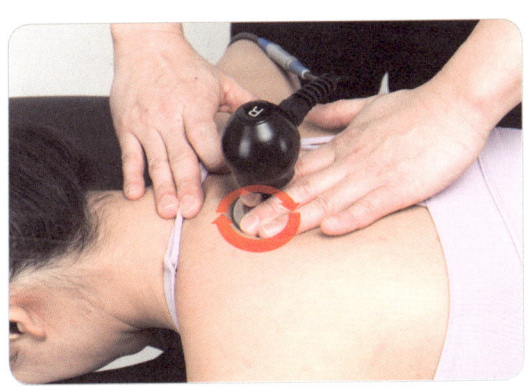

3 통증 유발점 Trigger Point
- 적용방법 : RFT 2분
- 인텐서티 : 30%
- 시행방법 : 능형근 중심부의 통증 유발점 치료, 원형 회전 러빙

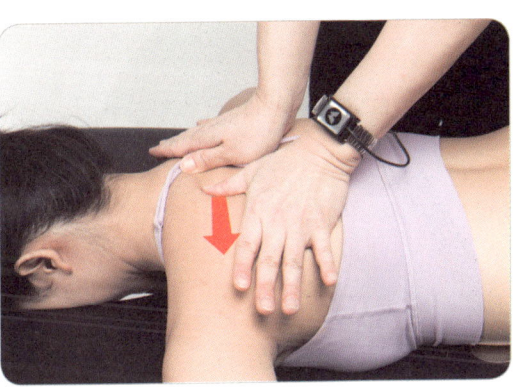

4 스트레칭 Stretching
- 적용방법 : RET, Bracelet 2분
- 인텐서티 : 30%
- 시행방법 : 능형근 스트레칭, 상완 외전

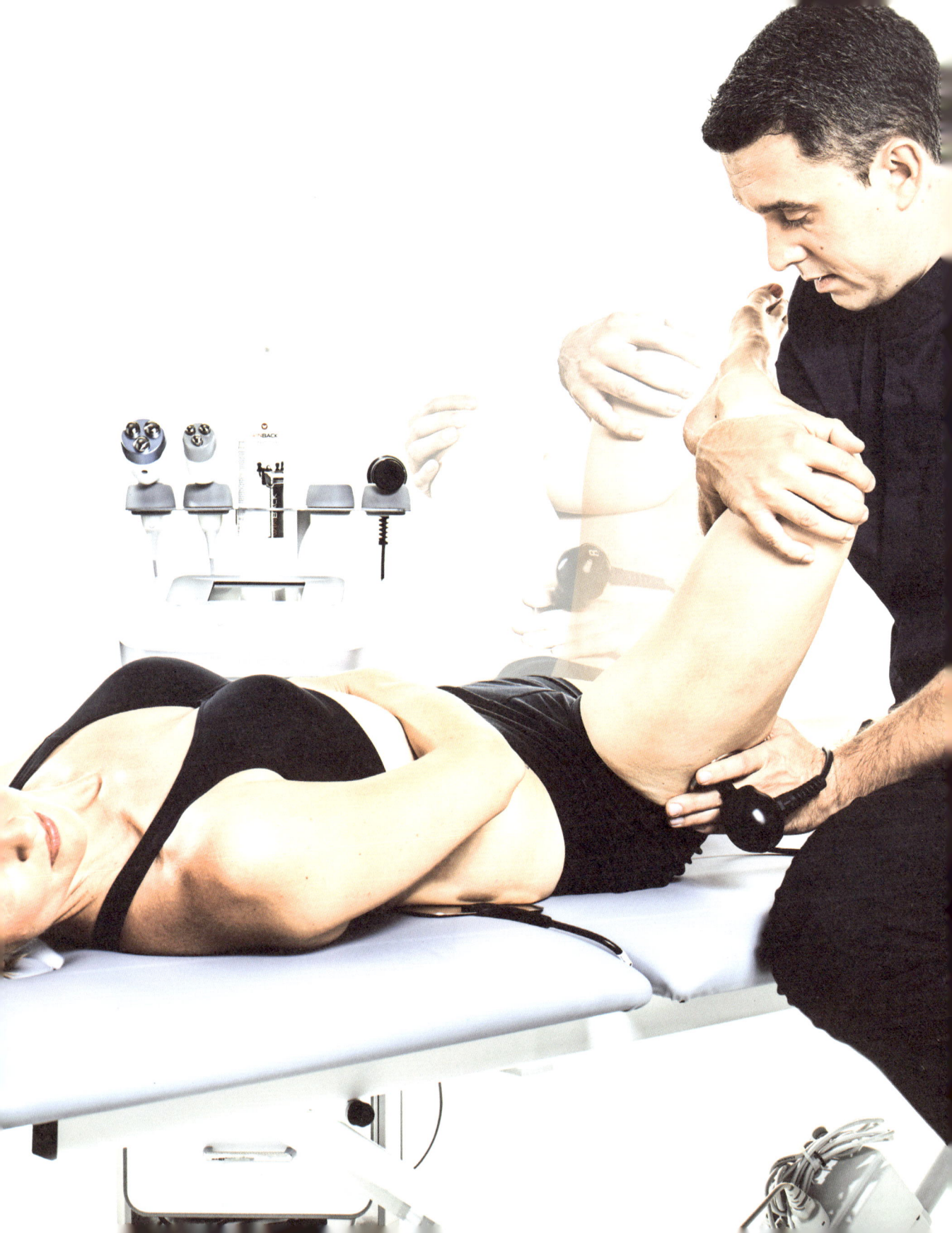

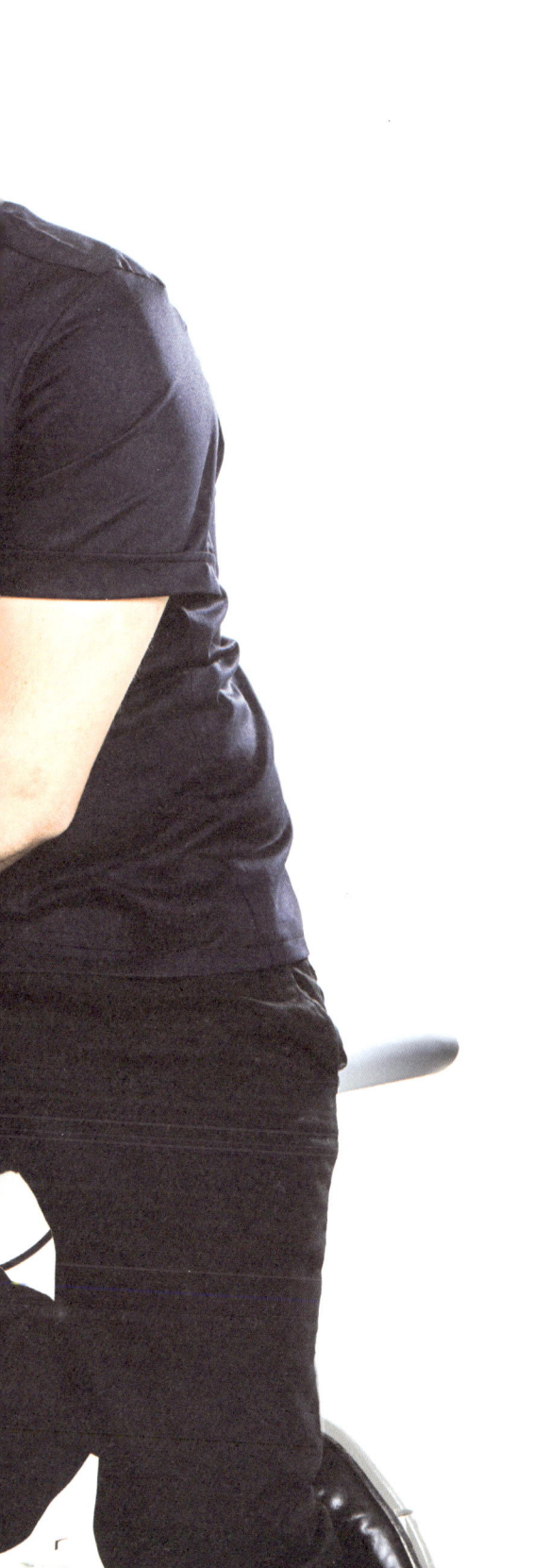

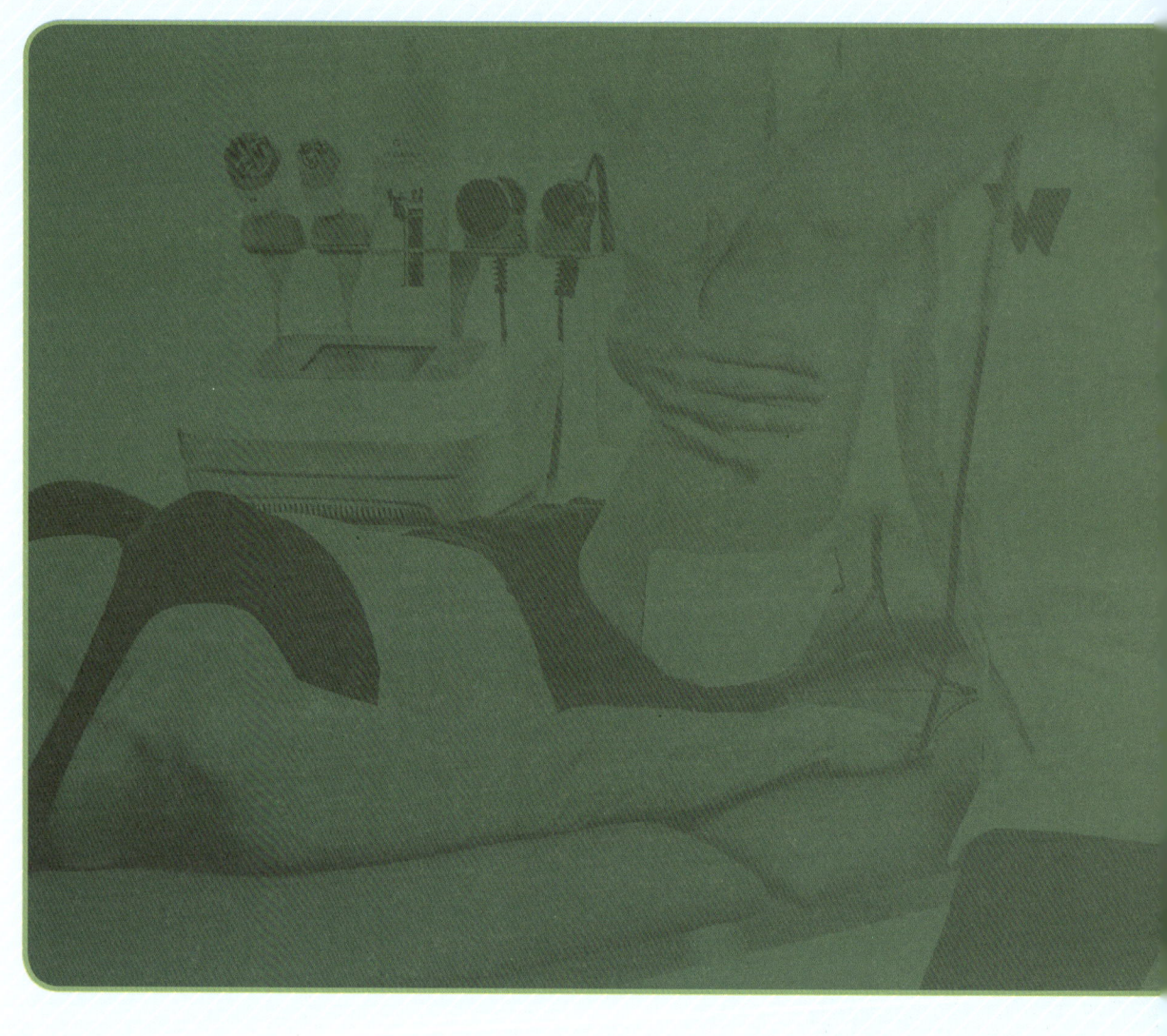

제6장

실전 테카테라피
: 상지 Upper Extremity
주요 질환별 적용

이번 장에서는 주요 근골격계 질환에 테카테라피를 적용하여 치료하는 방법을 설명합니다. 제5장에서 설명한 주요 근육 별 기본 적용법들을 이용해서 관련 근육들을 치료하는 방식으로 접근할 수도 있으나, 이번 장에서는 치료사의 수기 테크닉만을 이용하는 사례를 소개합니다. 소개되는 질환 별 테카테라피는 절대적인 치료법이 아니라 하나의 가이드라인 일뿐입니다. 치료사 각자가 필요하다고 생각하는 테크닉이나 접근법이 있으면 얼마든지, 이 책에 제시된 테카데라피를 참고하고 보완해서 자신만의 테카테라피로 재창조할 수 있습니다. 그것이 테카테라피의 진정한 가치입니다.

1 오십견 Frozen Shoulder

오십견은 유착성 관절낭염 Adhesive Capsulitis이라고도 부르며 통증과 함께 수동과 능동 운동의 장애를 가져오는 질환입니다. 야간통이 수반되고 '특발성' 오십견과 '이차성' 오십견으로 나눌 수 있습니다. 특발성은 특별한 원인이 없이 견관절에 구축이 생기고, 이차성은 외상 및 수술 후 강직 등으로 인해 이차적인 구축이 생기는 경우를 말합니다.

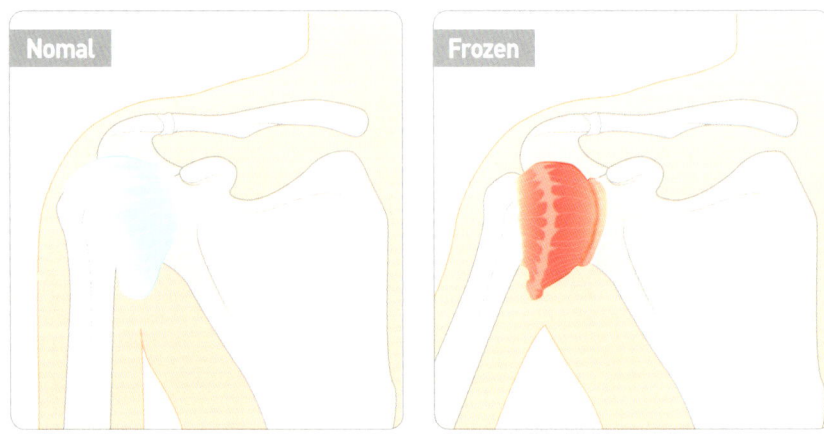

그림 44. 정상 어깨와 오십견

오십견 진행의 3단계
① **Freezing phase** 점점 통증이 증가하고 ROM의 제한이 오기 시작하는 단계로 야간통이 생깁니다.
② **Frozen phase** 통증이 절정에 이르고 ROM이 아주 제한적이며 야간통이 좀 더 심해집니다.
③ **Thawing phase** 통증이 점점 감소하고 ROM이 회복되기 시작합니다.

대부분의 환자들이 병원에 내원하는 단계는 2단계 Frozen phase이며 증상이 많이 진행된 다음에 치료를 시작하게 되므로 치료시 통증조절과 기능회복을 동시에 이루어야 합니다.

테카테라피를 이용하여 오십견을 치료할 때, 진행 단계별 치료 포인트는 아래와 같습니다.

- **Freezing phase** TECAR 1.0으로 통증을 감소시키며 ROM을 체크합니다.
- **Frozen phase** TECAR 3.0으로 병변이 되는 부분에 highly targeted하여 통증을 줄이고 ROM의 회복 (Passive ➡ Active)에 집중합니다.
- **Thawing phase** TECAR 2.0으로 Active ROM 치료를 통해 회복기를 마무리합니다.

오십견, 테카테라피 핵심 포인트

● Point 1. 회전근개 Rotator Cuff의 회복과 견관절 GH Joint 안정화

회전근개는 극상근 Supraspinatus, 극하근 Infraspinatus, 소원근 Teres minor, 견갑하근 Subscapularis으로 이루어집니다. 견관절의 안정성과 움직임에 크게 작용하는 회전근개의 상태를 체크하면서 회복시키도록 합니다. 오십견 치료시에는 회전근개 근육 중, 소원근 Teres minor이 특히 중요시 됩니다.

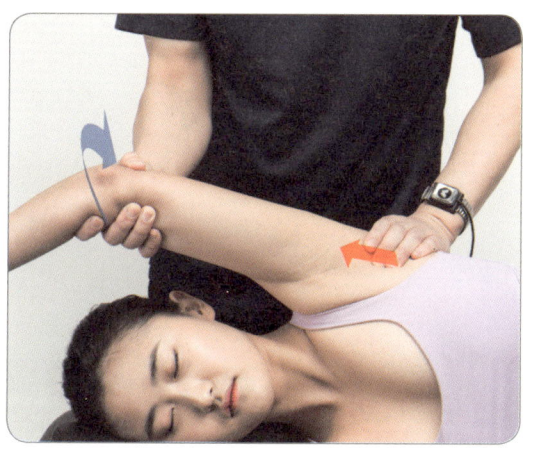

STEP 1 소원근 Teres minor 이완
- 환자자세 : Side Position
- 플레이트 : Inferior Side Trunk
- 적용방법 : TECAR 1.0, RET Bracelet 2분
- 인텐서티 : 30~40%
- 시행방법 : 상완 굴곡 & 내회전

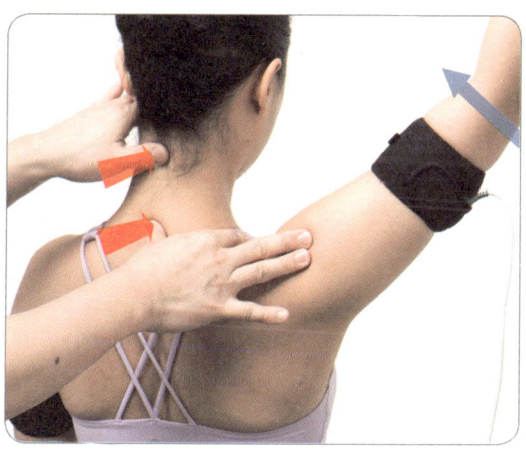

STEP 2 견관절 GH Joint ROM 회복
- 환자자세 : Sitting Position
- 플레이트 : Both Arms
- 적용방법 : TECAR 2.0, RET Lowpulse 2분
- 인텐서티 : 40%
- 시행방법 : 상부 **경추**와 C-T Junction 고정 후 Active ROM

오십견, 테카테라피 핵심 포인트

● **Point 2. 견갑골 Scapula의 안정화**

견관절 GH Joint의 가동범위 제한은 견갑골 Scapula의 기능장애와 관련이 있습니다. 견관절의 가동범위 회복을 위해서는 견갑골의 안정화와 기능의 회복이 필요합니다. 견갑골의 안정화를 위해서는 소흉근 Pectoralis minor, 전거근 Serratus anterior, 견갑하근 Subscapularis 그리고 능형근 Rhomboid의 치료가 이루어져야 합니다.

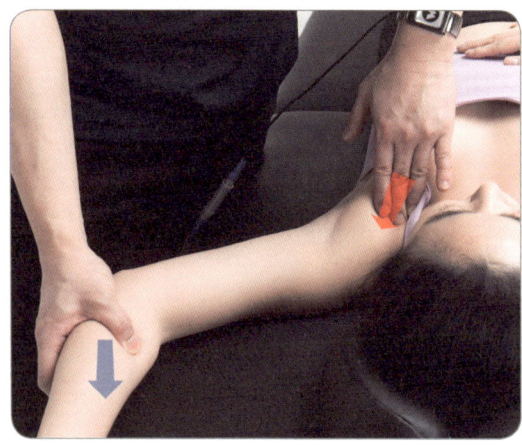

STEP 1 소흉근 Pectoralis minor 이완
- 환자자세 : Supine Position
- 플레이트 : Mid Back
- 적용방법 : TECAR 1.0, RET Bracelet 2분
- 인텐서티 : 30~40%
- 시행방법 : 상완 120도 외전 후 Coracoid process에 적용

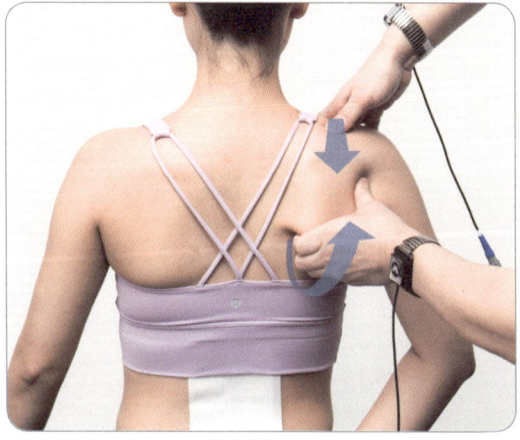

STEP 2 견갑골 Scapula의 기능 회복
- 환자자세 : Sitting Position
- 플레이트 : Mid Back
- 적용방법 : TECAR 5.0, RET Double Bracelets 2분
- 인텐서티 : 40%
- 시행방법 : 오훼돌기 Coracoid process에 적용하며 견갑골 Pulling

Point 3. 오훼상완인대 Coracohumeral ligament의 이완

오십견 치료에서 ROM 회복 과정 중 마지막까지 해결하기 어려운 부분이 견관절의 외회전 입니다. 견관절의 전면에 위치하는 오훼상완인대 Coracohumeralligament의 이완은 견관절의 외회전 회복에 도움을 줍니다.

오십견 치료 순서는 회전근개 회복이 먼저이고, 그 다음 견갑골의 안정화를 만들어 주며, 세번째로 오훼상완인대를 이완시켜 주어야 합니다.

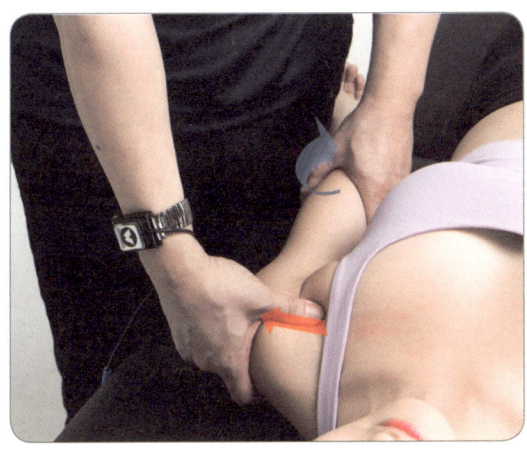

STEP 1 오훼상완인대 Coracohumeral ligament 이완
- 환자자세 : Supine Position
- 플레이트 : Mid Back
- 적용방법 : TECAR 1.0, RET Bracelet 2분
- 인텐서티 : 30~40%
- 시행방법 : 오훼상완인대 Coracohumer alligament에 적용

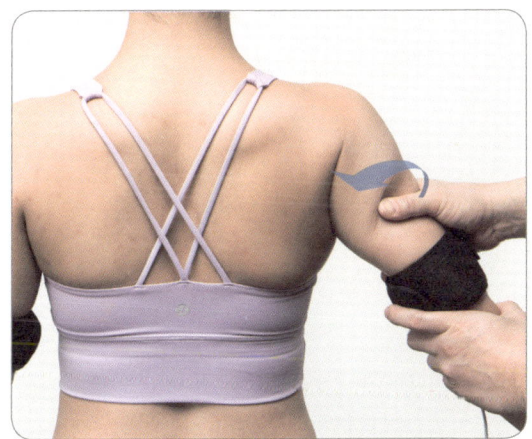

STEP 2 견관절 GH joint의 외회전
- 환자자세 : Sitting Position
- 플레이트 : Both Arm
- 적용방법 : TECAR 2.0, RET Lowpulse 2분
- 인텐서티 : 40%
- 시행방법 : 상완 Passive 외회전

2 어깨충돌증후군 Impingement Syndrome

어깨충돌증후군 Impingement syndrome은 회전근개 Rotator cuff의 힘줄이 견봉하 Subacromion 공간에서 견봉 Acromion과 부딪히면서 염증이 생기는 질환입니다. 염증과 함께 어깨 통증, 어깨 기능 저하, 어깨 움직임의 제한이 동반됩니다. 특히, 병변이 있는 어깨쪽으로 누웠을 경우, 환자는 야간통을 호소하기도 합니다. 어깨의 움직임은 통증에 의해서 제한되며 통증 구간은 견관절 굴곡 60도에서 120도 사이입니다. 어깨충돌증후군이 있는 경우 회전근개 파열의 가능성이 있으므로, 치료할 때 항상 그 점을 염두에 둬야 합니다.

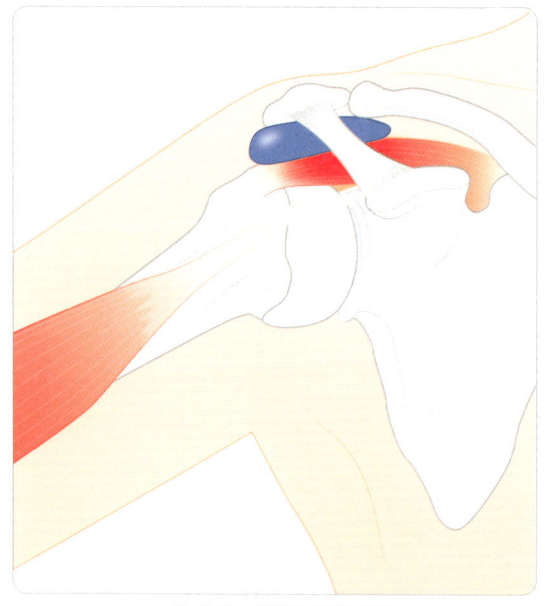

그림 45. 어깨충돌증후군 발생 부위

어깨충돌증후군 발생 가능 요인

① 견봉하공간 Subacromial space과 주위 조직의 염증
② 견봉쇄골관절 AC Joint의 퇴행성 변화
③ 견봉 Acromion의 비정상적 형태
④ 회전근개 Rotator cuff의 과사용과 퇴행성 변화
⑤ 견관절 GH Joint의 불안정성
⑥ 견관절 GH Joint의 아래관절주머니 유착
⑦ 견관절 GH Joint의 뒤관절주머니 과도한 수축
⑧ 견관절 GH Joint과 견갑흉곽관절 ST Joint의 비정상적 기능

따라서, 어깨충돌증후군의 치료시에는 견관절 GH Joint, 견갑흉곽관절 ST Joint, 견봉쇄골관절 AC Joint, 견봉 Acromion, 쇄골 Clavicle, 견갑골 Scapula, 오구돌기 Coracoid process, 오구견봉인대 Corcoacromial ligament, 점액낭 Bursa, 회전근개 그리고 이두근건 Bicep tendon의 연관성을 생각해야 합니다.

특히, 회전근개 중 극상근 Supraspinatus, 견봉하공간 Subacromial space, 견관절 GH Joint, 견갑골 Scapular의 안정화가 중요합니다.

어깨충돌증후군, 테카테라피 핵심 포인트

● **Point 1.** 회전근개 Rotator Cuff의 회복과 견관절 GH Joint 안정화

회전근개는 극상근 Supraspinatus, 극하근 Infraspinatus, 소원근 Teres minor, 견갑하근 Subscapularis으로 이루어집니다. 견관절의 안정성과 움직임에 크게 작용하는 회전근개의 상태를 체크하면서 회복시키도록 합니다. 어깨충돌증후군 Impingement syndrome 치료시에는 특히 극상근 Supraspinatus의 치료가 중요합니다.

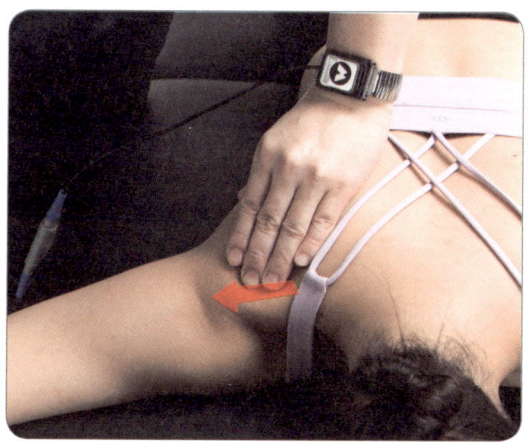

STEP 1 극상근 Supraspinatus의 이완

- 환자자세 : Prone Position
- 플레이트 : Abdomen
- 적용방법 : TECAR 1.0, RET Bracelet 2분
- 인텐서티 : 30~40%
- 시행방법 : 상완을 외전후 극상근 적용

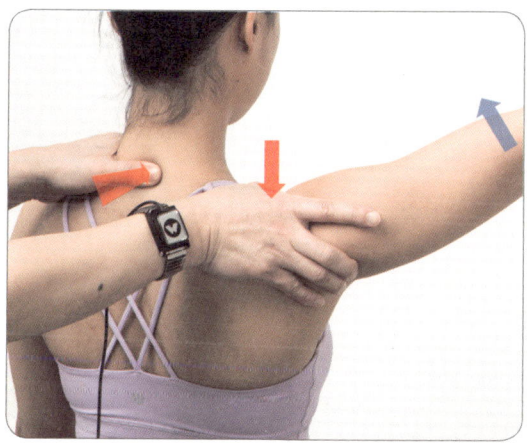

STEP 2 견관절 GH Joint의 기능회복

- 환자자세 : Sitting Position
- 플레이트 : Back
- 적용방법 : TECAR 1.0, RET Bracelet 2분
- 인텐서티 : 30~40%
- 시행방법 : C-T Junction을 고정하면서 GH Joint 견관절의 Active ROM. 동시에 GH Joint 견관절과 AC Joint 견봉쇄골관절을 치료

| 어깨충돌증후군, 테카테라피 핵심 포인트

● **Point 2. 견봉하공간 Subacromial space의 치료**

견봉하공간 Subacromial space은 어깨충돌증후군과 직접적으로 관련된 부분이므로 TECAR 1.0을 이용하여 염증을 줄여줍니다.

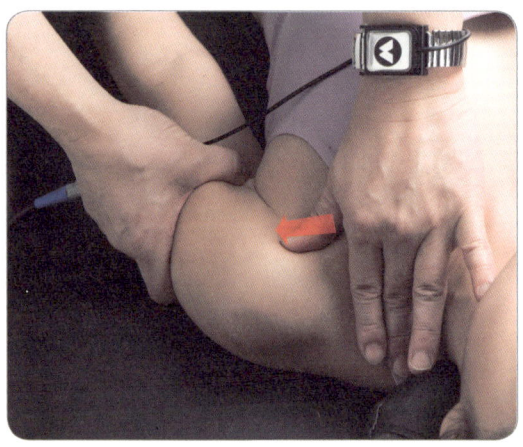

STEP 1 **견봉하공간 Subacromial space의 혈액순환 촉진**
- 환자자세 : Supine Position
- 플레이트 : Mid Back
- 적용방법 : TECAR 1.0, RET Bracelet 2분
- 인텐서티 : 30~40%
- 시행방법 : Subacromial space에 직접 적용

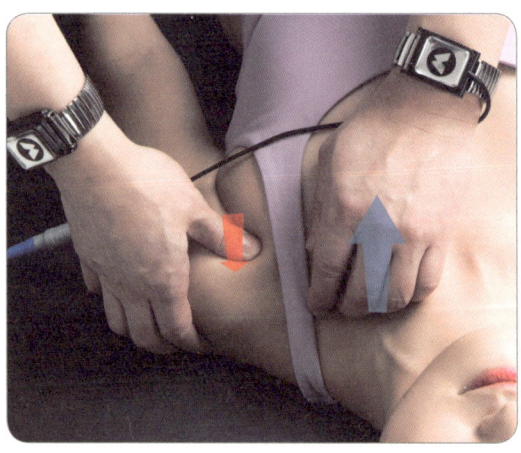

STEP 2 **견봉쇄골관절 AC joint과 견봉하공간 Subacromial space 치료**
- 환자자세 : Supine Position
- 플레이트 : Mid Back
- 적용방법 : TECAR 5.0, RET Double Bracelets 2분
- 인텐서티 : 40%
- 시행방법 : 쇄골 Clavicle을 전방으로 Pulling

Point 3. 어깨후관절낭 Posterior GH joint capsule의 이완

어깨후관절낭 Posterior GH joint capsule의 이완이 견봉하공간의 확보에 도움이 됩니다. TECAR 3.0 을 이용하여 어깨후관절낭을 이완시켜 줍니다.

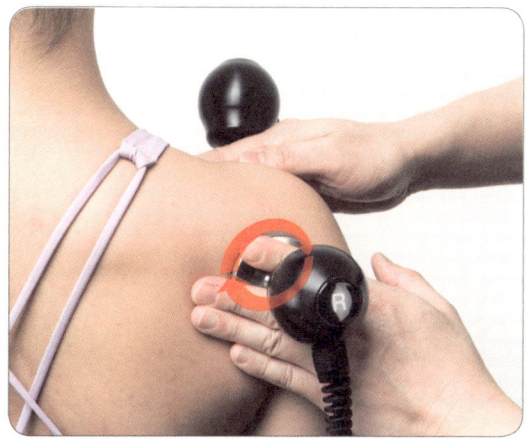

STEP 1 **어깨후관절낭** Posterior GH joint capsule **이완**
- 환자자세 : Sitting Position
- 플레이트 : Mobile Plate
- 적용방법 : TECAR 3.0, RET 2분
- 인텐서티 : 20~30%
- 시행방법 : Posterior GH joint capsule에 직접 적용

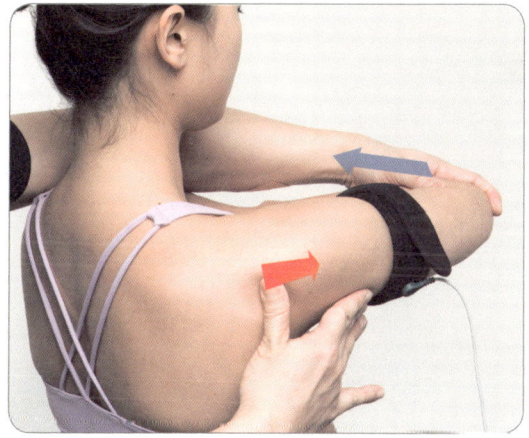

STEP 2 **어깨후관절낭** Posterior GH joint capsule **스트레칭**
- 환자자세 : Sitting Position
- 플레이트 : Both Arm
- 적용방법 : TECAR 2.0, RET Lowpulse 2분
- 인텐서티 : 40%
- 시행방법 : 상완을 passive 내전을 적용하며 Posterior GH에 적용

| 어깨충돌증후군, 테카테라피 핵심 포인트

● **Point 4. 견갑골 Scapula의 안정화**

소흉근 Pectoralis minor, 전거근 Serratus anterior, 견갑하근 Subscapularis, 능형근 Rhomboid 치료가 견갑골 Scapula의 안정화에 도움을 줍니다.

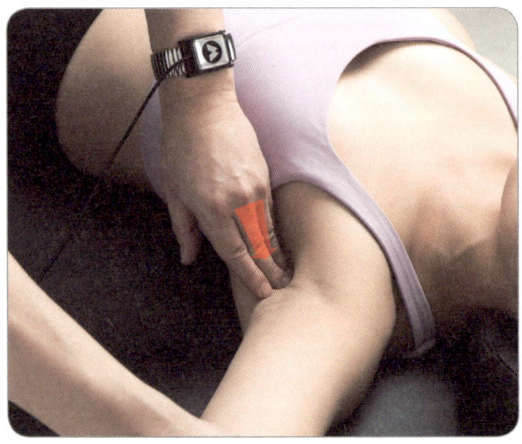

STEP 1   견갑하근 Subscapularis 이완

- 환자자세 : Supine Position
- 플레이트 : Mid Back
- 적용방법 : TECAR 1.0, RET Bracelet 2분
- 인텐서티 : 30~40%
- 시행방법 : 상완의 외전 후, 액와 부분에 접촉

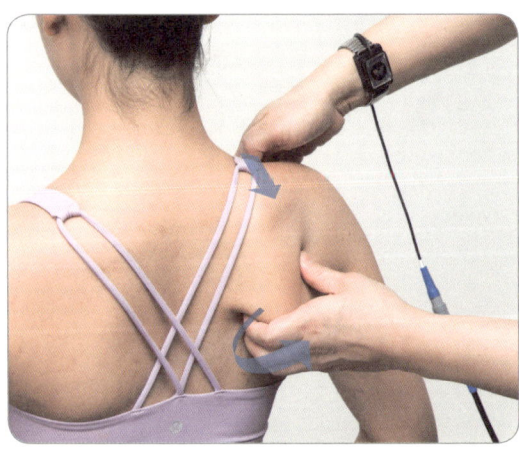

STEP 2   견갑골 Scapula의 기능 회복

- 환자자세 : Sitting Position
- 플레이트 : Mid Back
- 적용방법 : TECAR 1.0, RET Bracelet 2분
- 인텐서티 : 30~40%
- 시행방법 : 오훼돌기 Coracoid process에 적용하며 견갑골 Scapula Pulling

3 회전근개 파열 Rotator Cuff Tear

회전근개 Rotator cuff는 극상근 Supraspinatus, 극하근 Infraspinatus, 소원근 Teres minor, 견갑하근 Subscapularis 총 4개의 근육과 힘줄로 이루어진 결합체를 의미하며, 견관절 GH joint의 안정화, 외전, 외회전, 내회전을 담당합니다. 회전근개의 파열은 이 근육들이나 이 근육들에 붙은 힘줄 가운데 하나 혹은 그 이상이 파열되어서 어깨의 통증, 움직임 제한 그리고 불안정성을 야기시키는 질환입니다. 회전근개 파열은 외상성 손상, 퇴행성 변화 그리고 '과 사용'이 주원인 입니다.

회전근개 파열에서 어깨의 통증은 팔을 위로 올릴 때, 삼각근 Deltoid 부분에 주로 발생하며 야간통이 수반되기도 합니다. 또한, 회전근개 파열은 견관절의 굴곡과 외전 시 근력의 약화를 가져올 수 있습니다. 회전근개 가운데 극상근의 파열이 가장 흔하게 발생합니다.

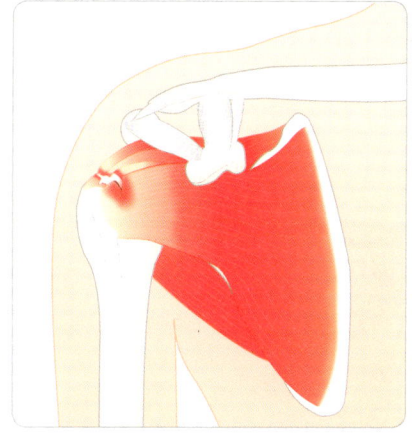

그림 46. 회전근개 파열 부위

회전근개 파열로 인한 어깨의 통증은 오십견과 혼동되기 쉽습니다. 오십견과 회전근개 파열의 차이점을 살펴보면 아래와 같습니다.

표2. 오십견과 회전근개 파열의 차이

	Frozen shoulder	Rotator cuff tear
Active ROM	제한	제한
Passive ROM	제한	가능
Provocation	팔을 돌리거나 올릴 때	팔을 올릴 때
Muscular Weakness	동반되지 않는다	동반될 수 있다

회전근개 파열은 증상에 따라 세가지로 분류해 볼 수 있습니다.

> A. 회전근개의 부분파열이 있는 경우
> B. 회전근개가 완전히 파열되었으나 회전근개 건의 대부분이 상완골두에 붙어있어서 기능은 유지 되고 있는 경우
> C. 회전근개가 완전히 파열되고, 회전근개 건이 상완골두에서 완전 분리되어, 기능이 상실된 경우

회전근개 파열이 의심되는 경우 보존적 물리치료를 적용하고, 2주 이상 90도 이상으로 팔을 올리지 못할 경우에는 MRI이나 초음파 검사가 필요합니다. 검사 결과 C의 경우에는 수술적 치료가 우선적으로 고려되야 합니다. A와 B의 경우에는 비수술적 치료가 선행되고, 3개월 이상의 치료에도 호전이 없거나 증상이 심해질 경우, 수술적 치료가 고려될 수 있습니다.

회전근개 파열, 테카테라피 핵심 포인트

● Point 1. 회전근개 Rotator Cuff의 회복과 견관절 GH Joint 안정화

회전근개의 상태 체크와 회복이 필수적이며 가장 흔히 손상되는 극상근의 치료에 신경을 써야 합니다. 또한, 손상되지 않은 회전근개의 기능과 손상된 근육간의 보상작용이 중요하기 때문에, 손상되지 않은 회전근개의 기능을 강화시켜 주는 것이 필요합니다.

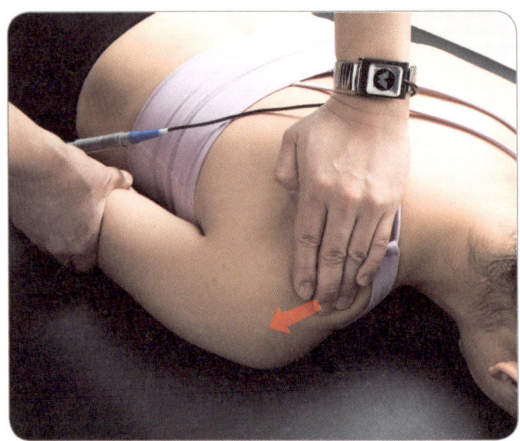

STEP 1 극상근 Supraspinatus의 치료
- 환자자세 : Prone Position
- 플레이트 : Abdomen
- 적용방법 : TECAR 1.0, RET Bracelet 2분
- 인텐서티 : 30~40%
- 시행방법 : 극상근에 직접 적용

STEP 2 견관절 GH joint 기능 회복
- 환자자세 : Sitting Position
- 플레이트 : Both Arms
- 적용방법 : TECAR 2.0, RET Lowpulse 2분
- 인텐서티 : 40%
- 시행방법 : C-T Junction 고정 후, Passive ROM 적용

Point 2. 견갑골 Scapula의 안정화

견관절의 가동범위 제한은 견갑골의 기능장애와 관련이 있습니다. 견관절의 가동범위 회복을 위해서는 견갑골의 안정화가 필요하며 소흉근 Pectoralis minor, 전거근 Serratus anterior, 견갑하근 Subscapularis 그리고 능형근 Rhomboid의 치료가 중요합니다.

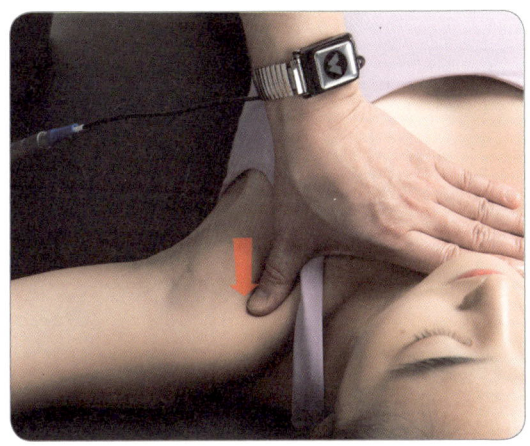

STEP 1 소흉근 Pectoralis minor 이완
- 환자자세 : Supine Position
- 플레이트 : Mid Back
- 적용방법 : TECAR 1.0, RET Bracelet 2분
- 인텐서티 : 30~40%
- 시행방법 : 오훼돌기 Coracoid process 부분에 적용

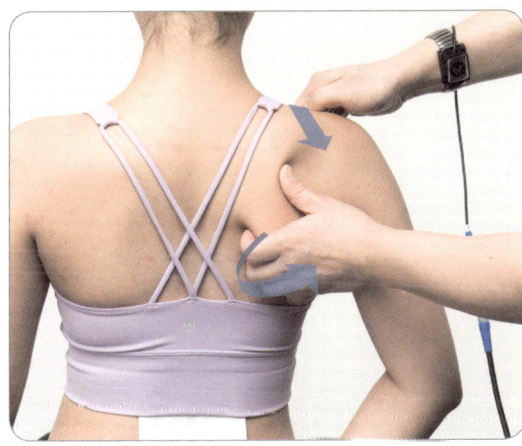

STEP 2 견갑골 Scapula의 기능 회복
- 환자자세 : Sitting Position
- 플레이트 : Mid Back
- 적용방법 : TECAR 1.0, RET Bracelet 2분
- 인텐서티 : 40%
- 시행방법 : 오훼돌기 Coracoid process에 적용하며 견갑골 Scapula Pulling

4 상과염 Epicondylitis (골퍼스 엘보 & 테니스 엘보)

상과염 Epicondylitis은 'Golfer's elbow'라고 불리는 내측상과염 Medial epicondylitis과 'Tennis elbow'라고 불리는 외측상과염 Lateral epicondylitis으로 나눌 수 있습니다. 상과 Epicondyle는 손목의 굴곡근 Flexor과 신전근 Extensor의 기시부 입니다. 손목의 굴곡근 기시부는 내측상과 Medial epicondyle, 신전근 기시부는 외측상과 Lateral epicondyle로 각각 구분됩니다.

손목관절의 과도한 부하나 반복적인 사용, 잘못된 사용으로 인해 손목 굴곡근과 신전근이 붙는 기시부에 염증이나 손상이 생겨 통증이 발생되는 질환을 상과염 이라고 합니다. 외측상과염이 내측상과염 보다 더 흔하며, 팔과 손을 많이 사용하는 직업군에서 주로 발생합니다.

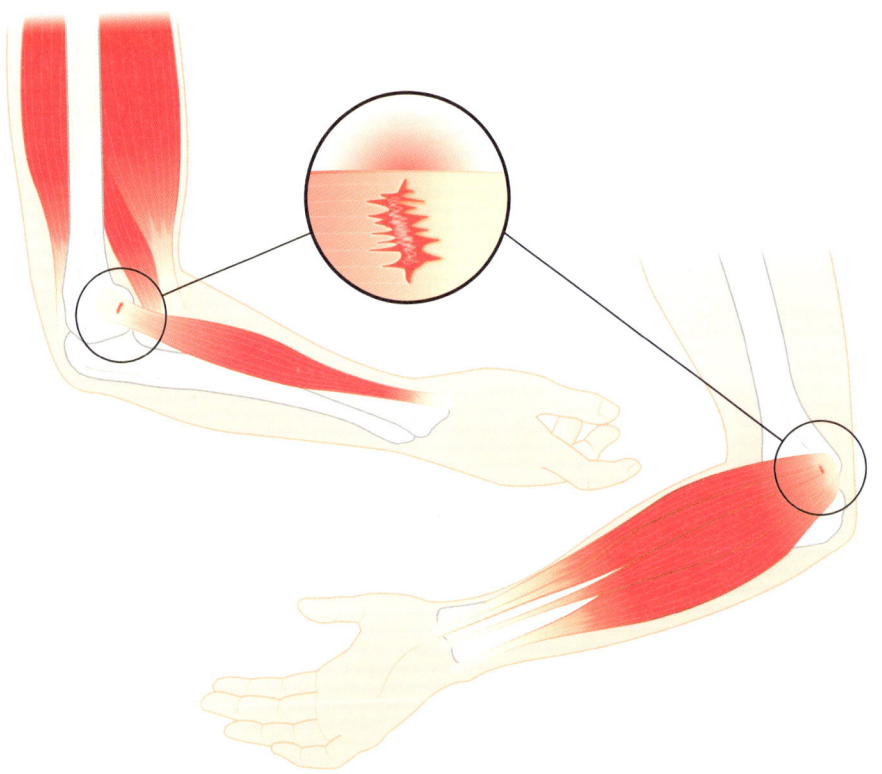

그림 47. 상과염 발생 부위

| 상과염, 테카테라피 핵심 포인트

● **Point 1.** 상과 Epicondyle 부분의 염증치료

Golfer's elbow와 Tennis elbow는 상과에 염증이 발생한 것이므로 TECAR 3.0을 이용해 외측상과와 내측상과에 발생한 염증을 줄여주는 것이 중요합니다.

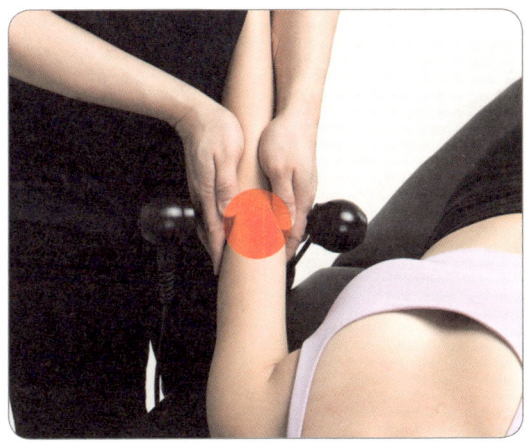

STEP 1 — 상과 Epicondyle 치료
- 환자자세 : Supine Position
- 플레이트 : Mobile Plate
- 적용방법 : TECAR 3.0, RET 2분
- 인텐서티 : 10%
- 시행방법 : 상과에 직접 적용

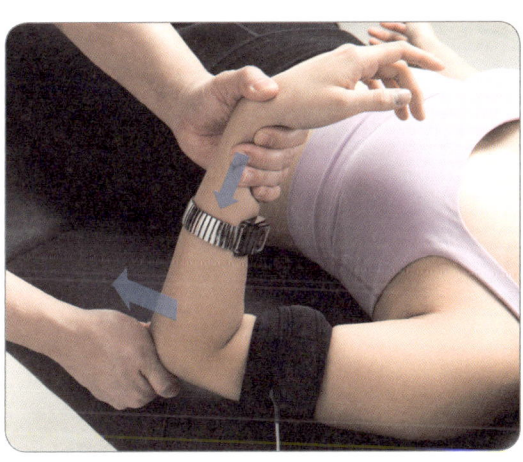

STEP 2 — 주관절 Elbow joint 치료
- 환자자세 : Supine Position
- 플레이트 : Arm
- 적용방법 : TECAR 2.0, RET Lowpulse 2분
- 인텐서티 : 10~20%
- 시행방법 : 주관절의 Mobilization & Manipulation

| 상과염, 테카테라피 핵심 포인트

● Point 2. 손목굴곡근 Flexor과 신전근 Extensor 이완 및 회복

손목 굴곡근과 신전근의 긴장도가 높아지면 상과에 부담을 주어서 염증 반응을 올리므로 굴곡근과 신전근을 이완시켜 주는 것이 중요합니다.

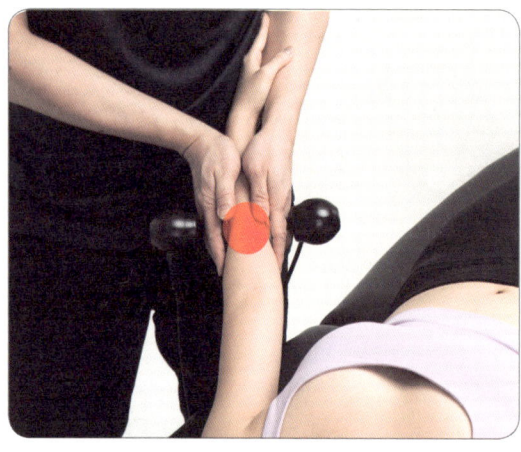

STEP 1

전완 Forearm 치료

- 환자자세 : Supine Position
- 플레이트 : Mobile Plate
- 적용방법 : TECAR 3.0, RET 2분
- 인텐서티 : 20~30%
- 시행방법 : 전완에 직접 적용

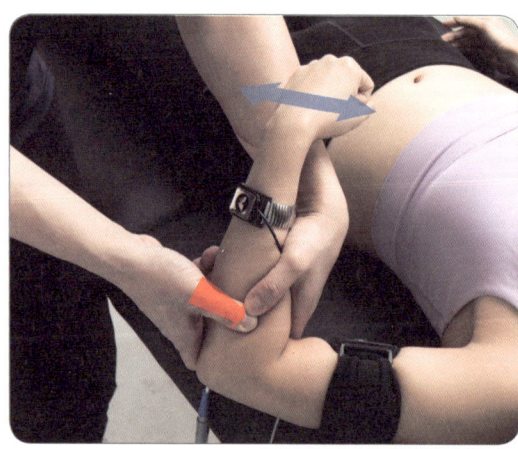

STEP 2

주관절 Elbow joint 치료

- 환자자세 : Supine Position
- 플레이트 : Arm
- 적용방법 : TECAR 2.0, RET Lowpulse 2분
- 인텐서티 : 30%
- 시행방법 : 손목의 굴곡이나 신전을 실시 굴곡근이나 신전근의 Belly를 이완

Point 3. 요골두 Radial head의 안정화

손목의 회외와 회내를 관장하는 부분이 요골두입니다. 요골두에 문제가 있으면 굴곡근과 신전근의 긴장도가 높아질 수 있습니다. 요골두의 안정화를 통해 굴곡근과 신전근의 긴장도를 낮출 수 있습니다.

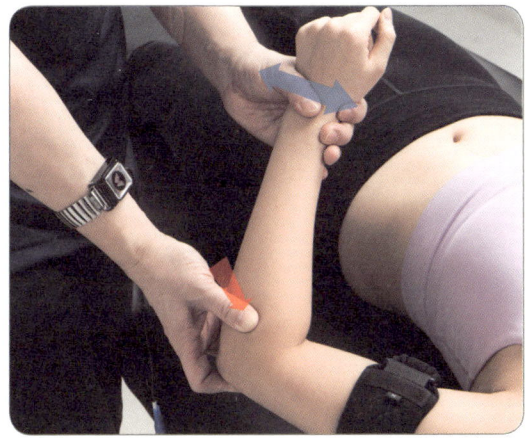

STEP 1 요골두 Radial head와
윤상인대 Annular ligament 치료

- 환자자세 : Supine Position
- 플레이트 : Arm
- 적용방법 : TECAR 1.0, RET Bracelet 2분
- 인텐서티 : 30%
- 시행방법 : 요골두와 윤상인대에 직접적으로 적용

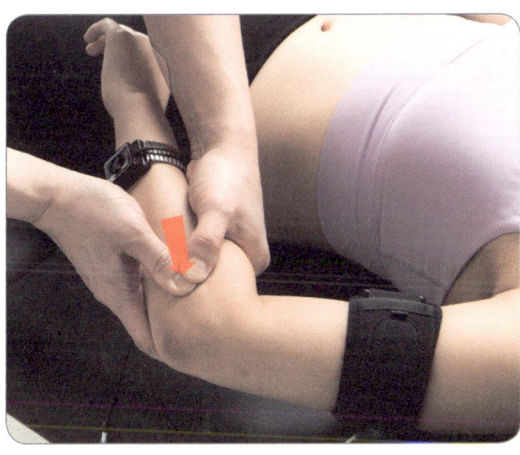

STEP 2 요골두 Radial head 안정화

- 환자자세 : Supine Position
- 플레이트 : Arm
- 적용방법 : TECAR 2.0, RET Lowpulse 2분
- 인텐서티 : 30%
- 시행방법 : 요골두의 Mobilization & Manipulation

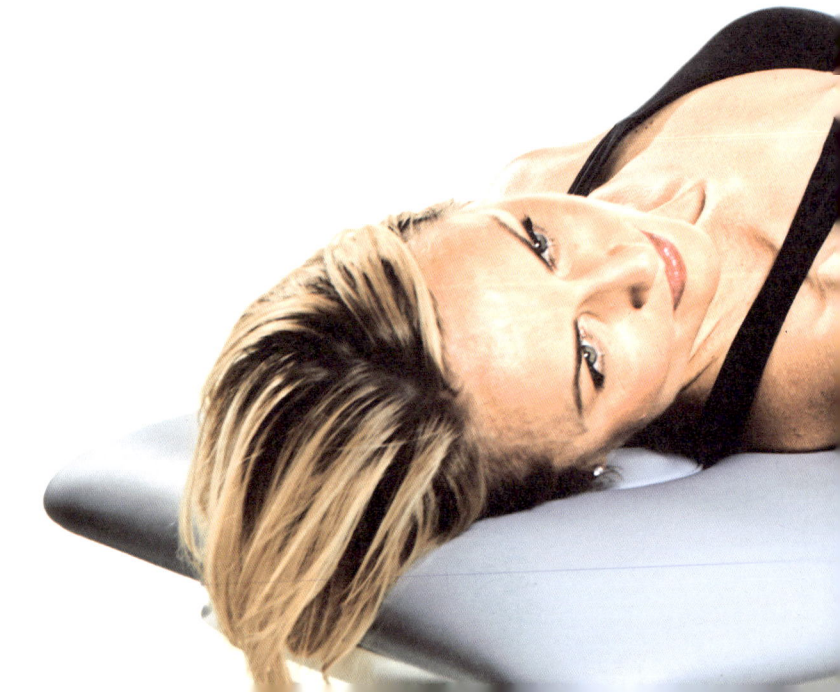

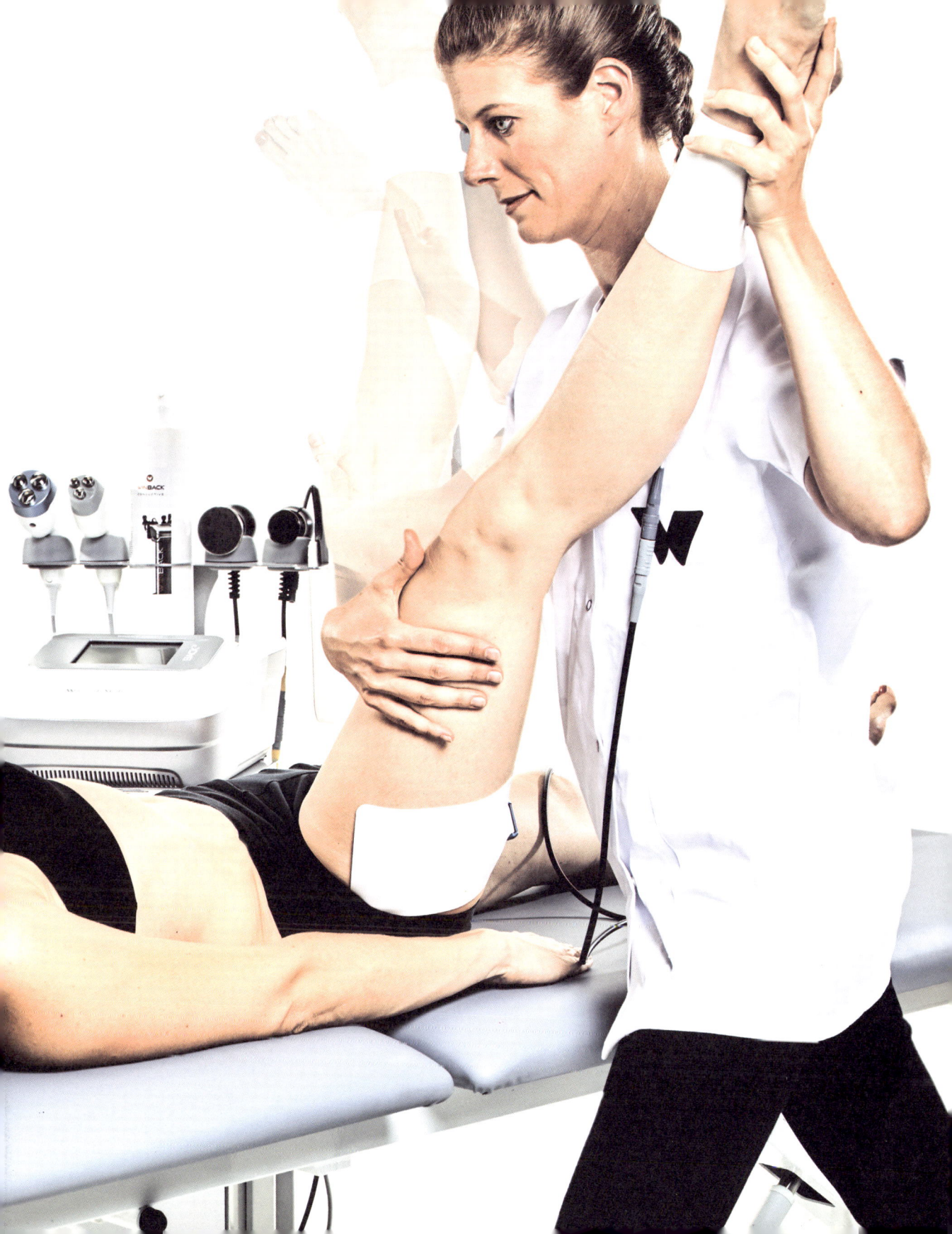

| **TECAR THERAPY** 실전 테카테라피 | **제1권** 상지 Upper Extremity |

| 근육부위별 이완과 스트레칭을 중심으로 한 테카테라피 임상매뉴얼 |

발 행	2019년 3월 15일
저 자	유지훈
공동저자	김선기, 조혜민, 정지만
감 수	황상원
발 행 자	김성열
편 집	함상용
발 행 처	다빈치엑스티
주 소	서울시 은평구 증산동 223-28 DMC자이 2단지 상가 302호
전 화	02)322-7687
정 가	28,000원
I S B N	979-11-965701-3-2 94510

저자 및 출판사의 허락없이 내용의 일부를 인용하거나 발췌하는 것을 금합니다.
저자와의 협의에 따라서 인지는 붙이지 않습니다.